Docteur H. BOUCHER

La Peste

EN EUROPE ET EN ASIE

Empoisonnement de la Race Humaine

PAR

LES VACCINS ET LES SÉRUMS

LIBRAIRIE GÉNÉRALE
ET ZOOPHILE
PROTECTION DES ANIMAUX - ANTIVIVISECTION
3, RUE DANTE, 3
PARIS (V)

PRIX : 2 francs

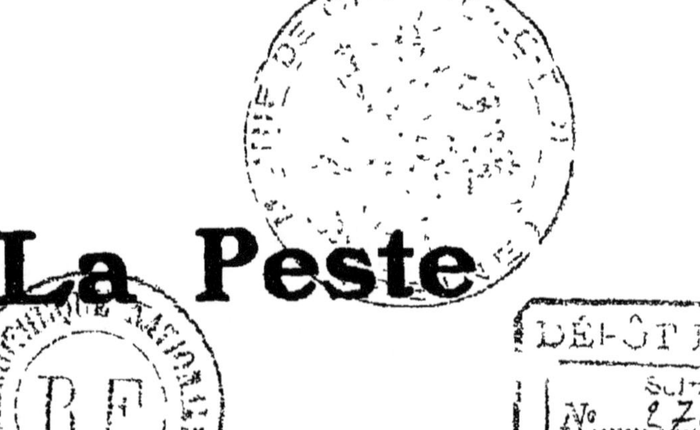

La Peste

Docteur H. BOUCHER

La Peste

EN EUROPE ET EN ASIE

Empoisonnement de la Race Humaine

PAR

LES VACCINS ET LES SÉRUMS

LIBRAIRIE GÉNÉRALE
ET ZOOPHILE
PROTECTION DES ANIMAUX - ANTIVIVISECTION
3, RUE DANTE, 3
PARIS (Ve)

RIX : 2 francs

PRÉFACE

Ce travail n'est que le développement normal de mes ouvrages précédents : Les Entités morbides et Les Origines épidémiques, en lesquels j'esquissais les premières lignes d'une vaste synthèse que réalisera la Science médicale de l'Avenir.

J'essayais en un mot de faire pour la médecine d'Hippocrate ce que d'autres avaient fait pour la physique et de démontrer que, de même que la chaleur, la lumière, le son, l'électricité, considérés jusqu'à ces derniers temps comme des entités, n'étaient vraiment que les vibrations différentes d'un même agent, l'éther ; de même aussi les différentes formes morbides, typhoïdes, typhus, variole, peste, choléra, etc., etc., loin d'être des entités, n'étaient que des vibrations différentes d'un même agent, le terrain humain.

En d'autres termes je démontrais que ces maladies considérées comme spécifiques n'étaient que des formes morbides, épanouissements différents d'un même fond, d'un même terrain infectieux.

J'établissais également dans ces ouvrages que l'hypothèse microbienne était insoutenable, qu'elle avait été brodée par un chimiste imaginatif, ignorant tout de la médecine, sur une trame faite d'hypothèses insoutenables et de contradictions aboutissant en thérapeutique, c'est-à-dire en pratique médicale, à une suprême et meurtrière antinomie : l'introduction dans les organismes humains de virus infectieux pour les préserver des maladies infectieuses.

On comprend ce que furent pour moi les conséquences de ces travaux.

Survenant dans une époque matérialiste, incapable par conséquent de comprendre que les maladies n'étant que l'expression d'un état de déséquilibre ne pouvaient naître comme naissent des petits pois ou des fleurs au moyen seul de graines, mon essai de synthèse, intéressant cependant, n'attira même pas l'attention. On fit sur lui la conspiration du silence comme d'ailleurs sur mes démonstrations de l'erreur pasteurienne. Et de crainte que par la parole je réussisse à faire filtrer dans les ténèbres microbiennes un rayon de vérité, on m'interdit par décision ministérielle la lecture de mes mémoires dans les congrès.

La plupart des tribunes médicales, par crainte de représailles bactériologiques, me furent hermétiquement fermées ; la société de médecine de Paris, sur le rapport d'un de ses membres dont plus tard je citerai le nom, me jugea tout à fait indigne de faire partie de ses membres; enfin, un nommé Dujardin-Beaumetz, médecin inspecteur général de l'armée, désirant probablement m'enlever toute velléité de renouveler pareil scandale, me pourchassa tant et si bien que je dus, pour ma tranquillité, me retirer après vingt-quatre ans de service et six campagnes dont deux de guerre particulièrement pénibles.

Je ne me fais pas d'ailleurs, d'illusion sur la manière dont sera reçu dans le monde savant ce nouvel ouvrage.

Tout entier sous l'emprise bactériologique ,ayant une peur atroce d'aller contre le courant déterminé par les pasteuriens à la mode, distributeurs de récompenses, de bon renom et de gloire, les savants des Académies, qui s'insurgent au fond de leur cœur contre le triomphe de la dangereuse erreur, conserveront, pour eux-mêmes, leurs sentiments de révolte.

J'ai là près de moi des lettres de savants, de professeurs, membres des Académies de médecine qui me soutiennent et m'encouragent, se plaignant du despotisme et de la tyrannie des pontifes microbiens et qui tous, quand je leur demandai l'autorisation de publier leurs lettres, me répondirent : « Ah non ! nous ne voulons pas nous mettre à dos les Instituts. »

Les plus braves de l'Académie de médecine de Paris, ils sont peu nombreux, très peu nombreux et ce sont précisément mes anciens chefs militaires qui, placés dans un milieu homogène particulièrement favorable à l'observation, sont arrivés à des conclusions se rapprochant dans certains côtés des miennes en attendant qu'elles s'y adaptent, osent faire de timides remarques.

Kelsch, que j'avais eu le bonheur de ramener à une compréhension plus juste du phénomène morbide, Kelsch qui avait quitté le microbe pour revenir à la doctrine exacte de la génération spontanée comprise ainsi que je l'avais démontré, au lieu de foncer contre le groupe criminel autant qu'ignorant des bactériologues, entourait ses essais de démonstration, de périphrases louangeuses, de concessions qui diminuaient d'autant leur importance et leur valeur.

C'est pourtant pour cet essai d'audace qu'il s'en alla modestement sans que la moindre note autre que l'avis de son décès n'apparut dans les quotidiens, tandis qu'une non-valeur scientifique, Arloing, ancien maître de l'art vétérinaire qui n'avait jamais produit que quelques turlutaines bactériologiques, passa de l'autre côté, accompagné de regrets, de pompes et de louanges.

Quant aux autres, aux éminents bactériologues, pontifes du microbe pasteurien qu'ils vénèrent parce qu'il est issu de leur grandiose imagination, du microbe auteur des maladies quand on l'y trouve, auteur quand même lorsqu'on ne l'y trouve pas, quant aux éminents savants qui considèrent les maladies comme des êtres, des entités, des génies, assoiffés de voyages et de conquêtes, s'embarquant sur des bateaux, prenant place dans les chemins de fer, montant sur le dos des chameaux et des dromadaires pour aller s'emparer des pays lointains et voisins de leur pays d'origine ;

Quant à ces innocents qui prétendent préserver les hommes des maladies en leur inoculant les soi-disant germes de ces maux, alors que l'atteinte de la maladie elle-même ne les préserve pas d'une deuxième et même d'une troisième atteinte.

Quant à ceux qui causent coque, cocus, streptrocoque, diplocoque, antigene et anticorps, l'argot bactériologique en un mot et dont les œuvres serviront aux comédiens de l'avenir pour faire rire nos descendants ou pour leur tirer des larmes, incapables de comprendre le langage médical, ils ne pourront ou ne voudront pas y répondre

..Ce sera donc encore autour de cet ouvrage la conspiration du silence.

Mais de cela je n'ai cure, je jette au vent la graine de vérité et je laisse aux dieux le soin de déterminer le moment où pour le plus grand bien de tous elle germera.

Dr H. Boucher.

LA PESTE

IDÉES GÉNÉRALES SUR L'ÉPIDÉMIOLOGIE

Avant de traiter cette question très importante de la peste et pour permettre au lecteur de saisir les motifs de cette réapparition d'un fléau des âges barbares dans nos pays d'Europe, son expansion formidable s'exagérant chaque année dans les pays d'Asie soumis à l'influence européenne, et cela malgré l'application la plus stricte des prescriptions édictées par les différentes conférences internationales dans le but d'arrêter le mal, je tiens à indiquer de suite ce qu'écrivait à ce sujet le Docteur Tholozan, auteur d'observations nombreuses et d'ouvrages vraiment remarquables sur le fléau qui nous préoccupe, mais qui, pour le moment du moins, ne nous menace pas.

« La connaissance des épidémies est la base nécessaire sur laquelle doivent reposer les applications hygiéniques ; c'est pour ne pas avoir compris qu'il doit y avoir subordination complète de la science sanitaire à l'épidémiologie que les différentes conférences sanitaires internationales ont, dans certains cas, fait fausse route et, faute de connaissances suffisantes de l'histoire des fléaux qu'elles étaient appelées à réglementer, elles n'ont eu sur leur origine et par suite sur les moyens de la maîtriser, que des idées quelquefois bien éloignées de la vérité. »

Ceci revient à dire qu'en dehors des indications fournies par l'histoire des épidémies judicieusement et minutieusement étudiées dans leur fond et dans leurs formes, toutes les mesures basées sur des théories à la mode, sur des systèmes que l'on croit toujours éternels et qui ne sont que passagers ne peuvent avoir sur la genèse des fléaux, sur leur marche, sur leurs effets aucune espèce de valeur. L'exactitude de cet axiome scientifique se trouve démontrée dans l'espèce par la progression formidable depuis vingt ans de toutes les maladies pestilentielles, auxquelles on ne sait opposer que les prescriptions édictées par une de ces théories, de ces doctrines dont je parlais tout à l'heure, la plus naïve de toutes celles qui se succédèrent sur la scène scientifique, la doctrine microbienne.

Et de fait, cette doctrine, en mettant en un extravagant relief des microbes qui n'existent pas en tant que causes de maladies, a détourné l'attention des observateurs de tout ce qui constitue les côtés vraiment intéressants de la question et qui seuls peuvent dévoiler les mystères des origines morbides, en même temps que livrer les moyens efficaces pour prévenir et combattre les diverses épidémies.

C'est ainsi que relativement à cette peste de Mandchourie on n'entend parler d'autre chose que de la manière dont les microbes sont arrivés en ce pays, qu'on ne recherche qu'une chose, l'endroit d'où ils sont sortis, et que l'esprit de tous les maîtres est tendu vers ce point spécial, détruire le microbe Pesteux dans l'homme et hors de lui.

Les modifications dans la qualité du terrain humain déterminé par les multiples causes qui agissent sur lui, telles que la misère, les conditions sociales plus ou moins mauvaises, le manque absolu d'hygiène, les variations physiques du milieu, tout cela se trouve à peine signalé par les bactériologues actuels ; cependant ces causes forment la base solide sur laquelle se trouve appuyée l'histoire de toutes les épidémies.

HISTORIQUE

Je ne parlerai que pour mémoire des très anciennes relations de maladies pestilentielles qui se trouvent dans les livres de Moïse, dans ceux des juges et des prophètes ou dans les poésies d'Homère, car elles ne sont présentées que sous une forme capable de maintenir dans les peuples la crainte ou le respect des dieux. Suivant ces observateurs, la Peste est pour ainsi dire un être réel, c'est la forme que prend un des esprits du mal déchaîné contre l'humanité coupable.

Dans un certain côté cependant cette conception mystique se rapproche de la théorie microbienne en ce sens que, dans cette dernière, la peste est également considérée comme une entité mystérieuse dont on ne connait ni les origines ni les fins, mais, en réalité, la différence entre les deux manières de voir ne réside que dans la façon dont l'une et l'autre sont présentées.

La première en mode mythique reflète les temps fabuleux, les sombres légendes d'Israel, ou encore le brillant génie de la Grèce ; la seconde en mode microscopique représente au point de vue de l'inspiration, la déchéance de notre époque matérialiste.

C'est Thucydide qui le premier, décrivit de façon scientifique et rationnelle une épidémie de peste, celle de 429 avant Jésus, dite Peste d'Athènes, sur la nature de laquelle aucun auteur n'est d'accord. Pour Sprenger c'est vraiment la Peste, pour Hecker une forme perdue du typhus, pour Littré et Daremberg une variété de variole typhique. Voici, quoi qu'il en soit, ce que nous dit Thucydide :

A cette époque il y eut des éruptions terribles de l'Etna et des volcans des Iles Lipari, des tremblements de terre, de plus, par suite de plusieurs années de sécheresse et par conséquent de stérilité des plaines de l'Attique, la misère était générale, enfin la guerre du Péloponèse durant laquelle, pendant de longues années, les deux partis ravagèrent tour à tour leur territoire, était venue ajouter ses désolations aux désolations déjà grandes.

Telles furent les conditions dans lesquelles la Peste apparut et se développa.

On les peut résumer ainsi :

Constitution physique anormale de l'ambiance résultant des éruptions volcaniques.

Misère généralisée en raison d'une longue période de sécheresse et de stérilité du sol, en raison aussi des ravages exercés par les belligérants ; encombrement des villes par les troupes et les gens de campagne fuyant les dangers de la guerre, et dans ces conditions, défaut absolu d'hygiène et création de milieux favorables aux explosions épidémiques.

Il est à remarquer qu'en même temps que ces causes, le mal aussi disparut et que la Grèce ainsi que Rome protégées par une très complète législation sanitaire, par des règles hygiéniques venues des temples, des écoles philosophiques, complétées par le grand maître de l'école de Cos et enseignées partout, par des règlements remarquables de police alimentaire des règlements concernant les habitations et les approvisionnements en eau potable des différentes villes, ne connurent plus, pendant des siècles les horreurs de la Peste ; elle ne reparut en effet qu'en l'année 165 après Jésus Christ, puis 86 ans après en 251. Ces deux manifestations qui portent, la première, le nom de Peste des Antonins ou de Galien, la deuxième, le nom de Peste de St Cyprien, sont les premières indications données en mode pathologique, de l'atteinte portée à la civilisation romaine par le flot montant des barbares.

Et de fait, au fur et à mesure que les invasions se multiplient, que la détresse physique et morale des populations ruinées de toutes façons par les guerres incessantes s'exagère, que la barbarie en un mot étend sur le monde son voile noir, la Peste sous toutes ses formes croît.

Elle aboutit à la formidable épidémie de 542, dite Peste de Justinien dont l'expansion dépassa de beaucoup les limites des premières. A partir de ce moment on ne constata plus d'arrêts, la marche envahissante se continua jusqu'au douzième siècle, car les maladies pestilentielles de toutes sortes et de toutes formes suivaient l'humanité durant sa descente dans la nuit. A cette époque, elles sont partout et s'affirment de toutes les manières.

Je tiens à dire ici, pour permettre aux lecteurs de tirer de l'historique tous les renseignements nécessaires, qu'en réalité les maladies pestilentielles ne suivent pas, n'accompagnent pas qui que ce soit. Ces mots ici n'expriment qu'une image, qu'une apparence, mais c'est cette apparence justement qui fit croire aux observateur que les armées des barbares en envahissant l'empire traînaient ce mal avec elles, alors qu'il naissait spontanément dans les · régions où elles apportaient, en même temps que la guerre, tous les maux qu'elle détermine : la misère, le désespoir et la famine.

J'ajoute que ce fut cette apparence qui donna naissance à la théorie de la contagion, grâce à laquelle, les premiers observateurs expliquèrent cette expansion formidable de la peste hors les pays lointains d'Europe, d'Egypte ou d'Asie, hors les régions occupées par les Getes, les Goths, les Vandales et les Visigoths, en lesquelles l'état permanent de barbarie avait entretenu de tout temps l'état permanent de la Peste.

Etant donné ce qui précède, il est facile de comprendre que durant tout le moyen âge, où la force brutale régnait partout en souveraine maîtresse, où la religion enseignant que le corps, prison de l'âme, n'était digne que de mépris, avait fait disparaître les notions d'hygiène les plus sommaires, où les ordures en conséquence restaient exposées dans les rues des villes étroites, anguleuses, mal aérées, souillant le sol et le terrain, où l'on prenait l'eau de boisson dans des puits perpétuellement infectés par les matières de toutes sortes qu'on y jetait, il est facile de comprendre, dis je, que ces époques furent particulièrement favorables à l'extension du fléau.

Et de fait il naquit partout, en Angleterre, en Hollande même, puisque partout les mêmes causes l'engendraient.

Chose suggestive entre toutes, parce qu'elle montre combien sont légitimes les causes invoquées autrefois par Thucydide et que toute l'histoire d'ailleurs des épidémies confirme, c'est au moment précis où le soleil de la renaissance commence à chasser les ténèbres dans lesquelles douloureusement se débattait l'humanité et ressuscite pour la sauver le divin génie de la Grèce, que les fléaux dessinent leur premier mouvement de recul, car en même temps que les muses, l'hygiène avait reparu. Ce fut d'abord en Italie que l'on édicta les premières mesures officielles d'hygiène. Le mouvement s'étendit ensuite à quelques villes libres, à quelques Etats d'Allemagne, puis insensiblement les pays civilisés suivirent.

Je dois ajouter, qu'en même temps que ces mesures étaient prises, d'autres progrès s'accomplissaient, les petits fiefs féodaux, en perpétuels conflits, peu à peu se trouvaient englobés et replacés sous l'autorité des rois et la suppression par ce fait de l'état de guerre permanent, en améliorant dans des proportions considérables les conditions de vie des peuples, faisait disparaître ces formes morbides graves.

C'est ainsi que, grâce aux progrès de plus en plus grands de la civilisation, on ne vit plus à partir de 1730 dans les pays civilisés de l'Europe aucune manifestation épidémique de ce genre. On en signalait encore dans les territoires lointains · la Turquie, les provinces danubiennes, etc., où de tous temps elles existèrent ; mais là, même, elles étaient en décroissance, elles n'y apparaissaient plus que de temps en temps sous forme de petites épidémies, quand par le fait de révoltes, de troubles, de guerre, de mauvaises récoltes successives réapparaissaient les causes qui toujours lui donnent naissance.

Enfin et pour ne pas m'éterniser sur un historique suffisamment instructif déjà, je terminerai ce chapitre en disant que grâce aux progrès accomplis par la civilisation qui, dès le premier tiers du dix-neuvième siècle s'était répandu partout, l'Europe, à part quelques contrées lointaines, l'Egypte même, ce vieux foyer, semblaient être à tout jamais débarrassées de ce que l'on appelle la peste.

DU MILIEU ET DES FORMES ÉPIDÉMIQUES

Pour tirer de cet historique les indications qu'il comporte, il est nécessaire de comprendre que les causes génératrices des maladies pestilentielles ou autres affections épidémiques mises en relief dans le précédent chapitre, n'ont et ne peuvent avoir d'effet, qu'en raison directe du milieu nocif qu'elles déterminent et de l'action que fatalement elles exercent dans les organismes humains vivant en ce milieu.

Il est donc, à mon avis, nécessaire au premier chef d'ex pliquer ce que signifie ce mot de milieu nocif, de milieu épidémique.

Le milieu épidémique ne correspond pas à quelque chose de vague, de mystérieux, d'inexplicable comme le microbe, c'est la portion plus ou moins étendue de l'espace dans lequel sont plongés les êtres et en laquelle les composantes physiques, électricité, magnétisme, ont subi des variations suffisantes en plus ou en moins pour impressionner et rompre l'harmonie vitale des êtres.

Le milieu nocif, c'est la portion de territoire plus ou moins vaste habitée par des hommes dont les mœurs barbares, la paresse, venant joindre leurs effets à la rigueur du climat, aux mauvaises qualités du sol exagèrent la misère et la pauvreté, anémient la race, affaiblissent et minent les corps.

Le milieu nocif c'est la partie d'un continent, d'une région, d'un pays, que cette race, affaiblie déjà, n'a plus le courage d'assainir.

Le milieu nocif enfin c'est le pays, le continent, la contrée où toutes ces causes d'affaiblissement sont réunies, causes qui fatalement exercent une action des plus pernicieuse sur les êtres qu'elles atteignent.

ACTION DU MILIEU SUR LE TERRAIN HUMAIN

Cette action, d'après ce que je démontre depuis plus de quinze ans, et d'après ce qu'établissent les travaux les plus récents sur la physiologie et les maladies de la cellule, se manifeste par une atteinte plus ou moins profonde de la vitalité de ces éléments, atteinte caractérisée par des troubles fonctionnels divers, entre autres par des modifications de leur sécrétion qui, de normale, devient toxique.

Les différentes causes morbides que nous avons indiquées et qui, en nombre plus ou moins considérable entrent en jeu pour former le milieu épidémique, déterminent donc l'état infectieux du terrain humain, un état infectieux plus ou moins profond, plus ou moins grave suivant la multiplicité et l'intensité des causes qui agissent sur lui, suivant aussi la valeur des réactions qu'il leur oppose.

Les formes morbides, les formes épidémiques que l'on appelle typhoïde, typhus, choléra, croup, variole, peste pneumonique, bubonique, etc., etc., ne sont donc pas des entités, des maladies spéciales reconnaissant pour auteurs des agents spécifiques ainsi qu'on le croit aujourd'hui, ce ne sont que des formes d'un même état physiologique anormal, de l'état infectieux de l'organisme.

Ces formes qui toutes ont le même fond commun, l'état infectieux de l'organisme, ne se distinguent les unes des auautres que par une juxtaposition de symptômes plus ou moins grands des foyers infectieux, c'est-à dire des organes lésés, indiquant le degré d'intensité plus ou moins grand de l'infection générale et la profondeur de l'atteinte.

Comme exemple, nous allons prendre des faits connus de tous tirés du milieu militaire, milieu choisi et par conséquent homogène, dans lequel les lois morbides apparaissent avec un saisissant relief.

Dans la période d'été, durant les manœuvres, causes de fatigues inusitées et entraînant un certain changement d'habitudes, qu'observe-t on chez les sujets les moins résistants : la typhoïde ; chez d'autres moins impressionnables la forme est moindre on l'appelle rémittente gastrique. Chez d'autres plus résistants on n'aperçoit que quelques troubles passagers, malaise, inappétence, céphalalgie. Enfin, chez ceux dont la résistance est la plus grande on n'observe absolument rien.

Augmentons de degré maintenant les causes morbides. Prenons l'exemple d'une campagne longue, entraînant pour les hommes non plus de la simple fatigue, mais un véritable surmenage. Supposons-la désastreuse comme celle de 1813, avec un cortège de misère, de privations, d'angoisses morales. Qu'observons-nous : le typhus, c'est-à-dire un état infectieux plus accentué de l'organisme qui témoigne de son atteinte plus profonde en ajoutant aux symptômes de la typhoïde les symptômes d'une atteinte plus grave du système nerveux, caractérisée par une éruption généralisée.

Augmentons encore le degré ; ajoutons aux causes ci-dessus, comme dans l'expédition d'Egypte, la chaleur lourde, les influences palustres, alors nous aurons la Peste, expression supérieure de l'état infectieux du terrain, qui en plus des symptômes provenant de l'atteinte du système nerveux y ajoute ceux qui proviennent de l'atteinte de son système lymphatique, c'est-à-dire l'inflammation et la suppuration des glandes, dénommée vulgairement bubons.

Je tiens à ajouter pour compléter la description du phénomène que le type épidémique n'apparaît pas avec cette netteté parfaite, signalée par les observateurs et par moi reproduite dans mes exemples. A côté de lui se révèle toute une collection d'autres formes qui sont précisément les expressions des réactions propres à certains individus vis-à-vis du milieu nocif. Ces formes représentent l'épanouissement des tendances morbides, des tares latentes, spéciales à certains individus sous l'influence du milieu. C'est ainsi qu'en même temps que la peste on observe, ou du moins on peut observer des formes cholériques, toute la série des fièvres à formes éruptives, des typhoïdes, des pneumonies, des dysenteries. Mais, on englobe ses formes sous la dénomination de la plus éclatante, voilant ainsi un des côtés essentiels du phénomène. On observe même en temps d'épidémie, et je cite le fait comme preuve de la légitimité absolue de ma théorie, un nombre bien plus considérable de maladies mentales.

Je pourrais faire la même démonstration, établir sur des exemples de même valeur et tirés de faits connus, cette marche par degrés de l'infection de l'organisme sous l'influence de causes de plus en plus complexes, en partant des affections broncho-pulmonaires observées durant la période d'hiver.

Mais je pense que les exemples précédents complétés par mes commentaires, sont largement suffisants pour démontrer aux lecteurs qu'en médecine, comme en toutes les choses de la nature, l'unité se retrouve toujours dans la multiplicité, et que les maladies ne sont pas des entités, mais des résultantes morbides.

Ils nous démontrent en plus que l'hypothèse des microbes spécifiques, auteurs chacun de chacune des maladies, ou mieux de chacune des formes morbides sculptées dans une même glaise infectieuse par des savants d'esprit nébuleux et médiocrement artistes, n'est que naïve.

Ils nous font voir par légitime conséquence que l'hypothèse de la contagion par le microbe, corollaire de celle du microbe, est enfantine comme celle-ci, bonne pour les masses simplettes, insensée pour des gens de science.

Ils mettent en éclatant relief, la déchéance mentale des maîtres qui, pour expliquer la genèse de ces formidables épidémies décimant les populations, racontent des histoires de rats, de puces, de punaises, de marmottes et demandent aux pouvoirs publics, pour faire cesser les fléaux, d'anéantir la race des rats, la race des puces, celle des marmottes, etc., sans s'apercevoir qu'en même temps que leur sottise ils étalent en public leur lamentable impuissance.

Ils nous expliquent en fin de compte comment des prescriptions sanitaires, des conférences internationales basées sur de tels principes, loin d'arrêter les épidémies, les entretiennent et les propagent.

Ainsi se trouvent confirmées ces paroles de Tholozan, relatées en tête de ce travail et que je reproduis succinctement ici :

« La connaissance des épidémies est la base nécessaire sur laquelle doivent reposer les applications hygiéniques; c'est pour ne pas avoir compris cela que les différentes conférences sanitaires ont fait fausse route ».

DE CE QUE NOUS RÉVÈLE L'OBSERVATION DES ÉPIDÉMIES DE PESTE RELATIVEMENT A LA CONTAGION ET AU MICROBE.

Il est facile de voir, d'après les faits révélés par l'histoire des épidémies anciennes, que la peste naît spontanément et non par contagion.

Elle ne naît pas par contagion puisque d'une part, la peste de Thucydide n'avait été précédée d'aucune manifestation antérieure et que, d'autre part, les pestes qui lui succédèrent se manifestèrent à des époques tellement éloignées de la première, qu'il faudrait avoir rompu avec le bon sens le plus vulgaire pour trouver entre la première et les suivantes la moindre relation de cause à effet.

D'ailleurs, l'atténuation de la maladie, sa disparition fatale dans tous les pays où règnent le bien-être et une hygiène judicieuse, en même temps qu'elles démontrent l'illégitimité de l'hypothèse de la propagation par contagion, établit la fausseté majeure de l'hypothèse du microbe. Car si l'on peut facilement en effet, comprendre que le bien-être, les bienfaits de la paix, un état social convenable, peuvent avoir sur l'homme qui pâtit ou qui profite de ces conditions défavorables une répercussion profonde, il est impossible de comprendre que ces conditions puissent avoir sur le microbe existant en dehors de l'homme la plus minime influence et empêcher sa propagation.

J'ajoute que cette hypothèse du microbe, loin d'éclairer le mystère des origines, rend le problème à tout jamais insoluble. Car si l'on peut naturellement et logiquement, sans avoir recours à cet infiniment petit, expliquer la genèse de la peste et le mécanisme des différents aspects qu'elle présente, l'explication avec lui devient tout à fait impossible, car fatalement on aboutit à quelque chose de fantastique, à ce concept par exemple de la formation des germes morbides hypothétiques aux temps hypothétiques des premiers âges du monde.

Dans le but de faire apparaître aux yeux de tous la valeur exacte des hypothèses de la contagion et du microbe, je vais, laissant de côté les indications fournies par les anciennes manifestations pesteuses sur lesquelles des esprits prévenus peuvent facilement épiloguer, je vais maintenant démontrer que l'étude des épidémies qui se sont manifestées de nos jours, établit de complète façon l'illégitimité de ces hypothèses. Cette étude, lorsqu'on la fait dans les ouvrages microbiens, laisse de suite apercevoir le parti pris qui la domine, le dogme autour duquel gravite tout un long exposé de faits déformés, d'aperçus et de conclusions contradictoires destinés à le faire prévaloir envers et contre tout.

C'est ainsi que, pour expliquer, au moyen de la contagion l'apparition des diverses épidémies pesteuses ou autres qui, durant le XIXe siècle, et surtout durant la dernière moitié, se sont manifestées en Europe, malgré les progrès de l'hygiène et le bien-être répandus, les bactériologues ont accumulé des faits issus de leur imagination pour établir que les chemins de fer, les postes, mais surtout les bateaux à grande ou petite vitesse, en colportant les microbes, sont seules les causes du mal, et c'est sur de telles raisons qu'ils ont soutenu et conclu qu'en multipliant les contacts entre les différentes nations par les différents moyens, on a multiplié d'autant le nombre et les causes des épidémies de peste.

Or, durant tout le XIXe siècle, cette maladie présenta des foyers permanents en Europe et sur ses confins.

En 1812 en effet et en 1813, Malte se trouvait infectée. En 1815, la maladie régnait dans les principautés danubiennes aussi bien qu'en Dalmatie. En 1830, Constantinople était atteint et depuis cette époque jusqu'en 1841, la Turquie d'Europe et la péninsule des Balkans présentaient de nombreux foyers pesteux. En 1856, le fléau sévissait en Cyrénaïque ; en 1859, il était à Beyrouth ; en 1878, on le signalait sur la rive droite du Volga.

Je ne crois pas trop m'avancer en affirmant qu'en ces époques les bateaux marchands d'abord, les chemins de fer ensuite et les bateaux à vapeur, multipliaient suffisamment les contacts entre les pays atteints et les autres régions de l'Europe, pour permettre aux microbes spéciaux de les facilement envahir d'autant plus, qu'en ce moment, aucune mesure n'était prise contre leur débarquement, et cependant en aucun pays l'épidémie n'apparut.

D'autre part les manifestations pesteuses d'Oporto en 1899, celles des Balkans en 1882, restèrent absolument limitées aux lieux de leur apparition, alors que des communications journalières existaient entre ces foyers et les différentes villes et les différents ports du littoral, tant africain qu'européen.

Nous nous trouvons donc, lorsqu'au point de vue épidémique, nous envisageons le dogme de la contagion microbienne, en présence de l'antithèse fatale qui existe toujours entre les faits judicieusement observés et les hypothèses bactériologiques inventées pour les expliquer ; dans l'espèce, nous nous trouvons devant une contradiction majeure ruinant d'emblée le dogme de la contagion, devant ces manifestations pesteuses qui s'étendent partout durant le moyen âge, qui envahissent toute l'Europe au moment où il n'existait aucun moyen de communication et où la contagion par conséquent était pour ainsi dire impossible, et d'autre part, nous constatons une limitation scrupuleuse de ces mêmes manifestations dans les époques où, les moyens de transport très nombreux et très rapides, en colportant les microbes dans tous les pays du monde, devaient rendre leur expansion obligatoire et fatale si la contagion existait.

Pour essayer d'atténuer ce que cette antithèse présente de trop apparent, les microbiens, par la plume d'un de leurs maîtres, un nommé P.-H. Hauser, professeur à la faculté de médecine de Madrid, ont ainsi résumé dans un travail complet paru dans les numéros du 31 janvier, 17 et 21 février 1900 de la *Médecine moderne*, les explications de la bactériologie, relative à ces capitales constatations, et ont conclu :

1° Que les habitants de l'Europe ont acquis, à la suite de nombreuses invasions de peste subies durant des siècles, une immunité relative qu'ils ont transmises ensuite aux générations suivantes ;

2° Que le sol des différents pays visités par la peste durant plusieurs siècles ayant été saturé des germes de la maladie, a perdu les conditions favorables pour servir de terrain de culture aux germes nouvellement apportés.

La valeur réelle de ces deux premières hypothèses est démontrée par ce fait, d'abord que, des Européens soi-disant immunisés, meurent parfaitement de la peste dans les régions de l'Europe où, les mauvaises conditions sociales et d'hygiène, avec leur cortège de misère et de malpropreté, permettent encore à la maladie d'apparaître ; par cet autre fait que la terre des Indes et des autres régions où elle fut de tout temps endémique, en raison justement des lamentables conditions de vie qui s'y perpétuèrent, archisaturée de germes par conséquent, semble cependant ,encore et toujours malgré les épidémies qui, durant des siècles et des siècles, s'y succédèrent, constituer pour les soi-disant germes, un terrain de culture parfait. Je ferai remarquer maintenant que cette hypothèse d'un terrain de culture propice aux microbes pesteux, rentre dans la catégorie des faits déformés, inventés, contradictoires, dont se servent les microbiens pour appuyer aux yeux des masses leur doctrine de la contagion. Il appert en effet, que le soi-disant microbe de la peste, existant en toutes les humeurs des êtres pour peu qu'on veuille l'y chercher ainsi que je le démontrerai tout à l'heure, ne peut se trouver ni dans le sol, ni dans l'air, pour cette bonne raison que le sol tout comme l'air le détruirait à jamais si par hasard il s'y montrait.

Je ferai remarquer ensuite, pour signaler les fluctuations de l'opinion médicale relatives aux épidémies, fluctuations qui reflètent la pénible incertitude des maîtres de nos époques sur les plus importantes questions d'épidémiologie, je ferai remarquer qu'en 1846, après une fameuse discussion à l'Académie de médecine, les savants de cette compagnie avaient décidé que le contage mystérieux de la peste se faisait surtout par l'air. Pourquoi par l'air ? Ils n'en savaient rien, assurément, pas plus que ceux d'aujourd'hui ne savent pourquoi ils le font venir de la terre.

Pourtant, c'est sur des hypothèses de ce genre que se basent les commissions sanitaires internationales pour édicter les mesures destinées à préserver les peuples des fléaux qui les menacent.

Ils ont conclu : 3° que l'agent pathogène de la peste a perdu complètement dans notre temps ses propriétés expansives au point de vue pandémique et qu'il ne possède plus que des propriétés épidémiques.

La valeur exacte de cette dernière conclusion est démontrée par ces manifestations de peste qui, maintenant, s'observent dans presque l'Asie tout entière.

Cette conception d'ailleurs d'un même microbe d'essence pesteuse qui, suivant les besoins de la cause, devient d'essence pandémique, c'est-à-dire obligé de se répandre sur tout un continent, ou bien seulement d'essence épidémique, c'est-à-dire obligé de restreindre son expansion à une partie limitée de ce continent, met en un éclatant relief cette mentalité spéciale des bactériologues faite d'un mélange à parties égales d'inconscience scientifique, de naïveté vulgaire et de coupable parti pris.

On ne peut comprendre autrement ce quasi mépris qu'ils témoignent pour toutes les observations, les milliers d'observations qu'accumulèrent nos prédécesseurs durant des siècles et des siècles, celles de savants contemporains qui, placés au milieu des épidémies de peste, ont pu saisir les diverses particularités de leurs manifestations qu'eux-mêmes ne pouvaient pas voir du fond de leur laboratoire, et qui toutes aboutissaient à la négation formelle de la contagion pour la peste.

CONSIDÉRÉE DANS SES MANIFESTATIONS INDIVIDUELLES, LA PESTE N'EST PAS DAVANTAGE CONTAGIEUSE.

Nous venons de démontrer par l'étude des épidémies de

peste et en examinant au point de vue général leur caractère, les conditions de leur apparition, les différents modes de leur manifestation, que, la contagion, dans aucun cas, ne pouvait être invoquée, nous allons démontrer par l'observation des faits individuels que la peste n'est pas contagieuse, en d'autres termes qu'elle ne se communique pas d'individu à individu.

Tous les observateurs, et je ne parle pas ici des bactériologues tels Yersin, Calmette, Netter, etc., qui, sortis de leur laboratoire pour aller combattre les fléaux déchaînés par eux, n'ont jamais observé aucune espèce de maladie, et n'apportent avec eux qu'un parti pris de faire valoir les idées qu'ils représentent, mais des praticiens qui, libres de toute attache d'école, observent en toute liberté l'épidémie qu'ils ont vu croître et qu'ils voient aussi disparaître, tous les observateurs, dis je, concluent à la non contagion de la peste.

Le docteur Chevreau, observateur des épidémies de peste de Madagascar, écrit ce qui suit : « La contagion de la peste d'individu à individu n'existe pour ainsi dire pas ; je n'en ai pas observé un seul cas sur 133 malades. Les divers membres d'une même famille vivant dans la plus grande promiscuité restent indemnes malgré leur présence constante auprès d'un pestiféré.

Netter lui même, dans la *Presse Médicale* des 30 août, 2 septembre, 6 septembre 1899, signale qu'à l'Hôpital de Londres, deux ou même trois pestiférés dont on ignorait le diagnostic, ont séjourné dans les salles communes sans qu'il y ait eu de transmission au personnel hospitalier ni aux malades.

Les rapports des docteurs Loutfi bey et Mizzi, de Smyrne, adressés au Conseil sanitaire, relativement à la peste qui sévissait en 1900 dans cette localité, constatent :

1° Qu'il n'y a jamais eu de second cas dans les familles où un premier cas avait été constaté ;

2° Que le foyer d'infection est resté ce qu'il a été depuis le commencement, sans s'étendre d'aucun côté ;

3° Que les malades qui ont cherché un refuge dans les

autres quartiers, n'y ont pas créé de nouveaux foyers.

Durant la peste d'Égypte de 1900, le *Progrès du Caire* fait remarquer qu'aucun des médecins officiels et des infirmiers toujours en contact avec les pestiférés n'a contracté la peste, et il ajoute même que parmi les parents des personnes atteintes, parquées au lazaret où on les tenait isolées, il n'y eut jamais aucun cas de peste.

Le *Levant Herald* de Constantinople, constate lui aussi que pas une seule personne en contact avec les pestiférés, qu'aucun des parents même qui soignaient leurs malades n'a été atteint, et cependant, ajoute-t-il, à part quelques-uns, les autres vivaient dans des conditions d'hygiène déplorables.

Appuyés sur des faits semblables, Simond et Yersin même pensent que la contagion ne s'exerce pas d'homme à homme.

Lors de la peste d'Oporto, quarante mille habitants quittèrent cette ville infectée et s'enfuirent dans toutes les directions. Or, aucun cas de peste ne fut signalé de ce fait en Espagne ou ailleurs.

Tholozan, dans ses observations sur la peste, qui sévissait sur les bords de l'Euphrate en 1867, et qui dura jusqu'en 1887, sur une aire de 1.700 kilomètres, de 1.600 de Bagdad à Herat, de 1.760 de Bassora à Astrakan, signale que ces manifestations, malgré les communications incessantes existant entre elles, restèrent toujours cantonnées sur quelques points, sans jamais rayonner autour. Durant la peste de Reicht, qui dura treize mois, ajoute-t-il, les habitants émigrèrent librement dans les villages et les villes voisines sans déterminer nulle part l'apparition d'un seul cas de peste (1).

M. John Burns, président du Local government Board, annonçait le 16 février 1911 que dans l'East-Anglia à Boston, on avait signalé quatre cas de peste ; ces cas restèrent absolument isolés, alors qu'aucune mesure ne fut prise pour empêcher la propagation du mal. D'après les observations du docteur Borel, parues dans la *Revue d'Hygiène* du 20 septembre

(1) *La Peste de* 1835 *au Caucase, en Perse, en Turquie et en Russie.* THOLOZAN.

1900, les malades atteints de peste qu'il observa sur les navires, ne créèrent jamais la contagion autour d'eux (1). Je pense que ces exemples sont suffisants pour établir sans discussion possible la non-contagion de la peste d'individus à individus tout au moins.

NON CONTAGION DE LA PESTE PAR LES MARCHANDISES, LES VÊTEMENTS, ETC.

Ce caractère résulte également de toutes les observations faites durant les différentes épidémies pesteuses. Pendant toute la durée de la période pestilentielle qui sévit à Alexandrie, à partir de 1835, les marchés d'Europe reçurent des quantités considérables de balles de coton non désinfectées venues des lieux contaminés sans que jamais dans l'un ou l'autre des ports on ait eu à signaler le moindre cas de peste.

Des expériences faites par Clot Bey et par une commission russe, avaient démontré d'autre part l'innocuité des hardes de pestiférés.

A Constantinople, Brayer avait constaté l'innocuité dont jouissaient les marchands de Pitt Bazar, vendeurs des vêtements des décédés de la peste. C'est en cet endroit que se trouvaient réunies les dépouilles des cent-cinquante mille victimes de l'épidémie de 1812, et c'est là que les juifs allemands allaient acheter à bon marché les vêtements qu'ils revendaient ensuite partout sans propager pour cela le fléau.

Durant la peste qui s'était manifestée en 1900 à Constantinople, le *Levant Herald* remarque qu'autour des quinze pestiférés qui formaient le total épidémique, aucune personne de l'entourage immédiat ne ressentit le moindre mal. Parmi ces cas, ajoute-t il, le plus caractéristique a été celui d'un nommé Avayoum survenu dans une cité ouvrière infectée abri-

(1) L. Collin, art. *Quarantaine*, page 52.

tant trois cents juifs, le fait qu'aucun de ces juifs, ajoute-t-il, n'a été contaminé, rassure les autres habitants et ceux des autres villes avec lesquelles nous sommes en communication.

Ces données de tout point négatives, relativement au caractère contagieux de la peste, auraient dû cependant pousser les savants de notre époque à rechercher une explication plus satisfaisante des phénomènes qu'ils observaient.

Ils en auraient peut-être compris la nécessité, sans ces idées d'entités morbides, de spécificité des maladies, qui forment depuis trop longtemps la substance même de toute doctrine médicale et auxquelles, vers la fin du siècle dernier, l'immortel Pasteur apporta le formidable appui de son ignorance médicale.

Ces idées, en les éloignant de la seule conception logique des origines morbides, c'est-à-dire de la spontanéité comprise ainsi que je l'ai expliquée plus haut, les empêchaient de voir que ces groupements de symptômes observés et pris par eux pour des types morbides spéciaux, n'étaient en réalité que les différents degrés de l'état infectieux de l'organisme, se manifestant suivant des formes différentes en rapport avec les différentes sortes d'impressionnabilité des êtres, de réactions des êtres et de leur résistance.

Et cependant, ils avaient sous les yeux une indication précieuse, dans ces apparitions simultanées, durant les épidémies pesteuses, de toutes les formes infectieuses adéquates : la variole, le choléra, les multiples affections typhiques. Il est vrai qu'aveuglés par leur croyance, ils n'apercevaient dans cette exubérance de formes que la plus éclatante, la plus effrayante, celle qu'on appelle la peste.

Ainsi se conservait et se conserve toujours, le dogme de la contagion envers et contre tout. Rien ne prévaut contre lui ; démontré faux d'un côté, on le reprend d'un autre, on multiplie pour l'affirmer les hypothèses, et d'hypothèses en hypothèses on abandonne les plausibles pour en arriver aux grotesques. C'est ainsi qu'en 1846, après une discussion historique, l'Académie avait décidé que la peste se communiquait par l'air.

Venez me voir vingt fois par jour si vous le pouvez, écrivait sur la foi de cette décision, Rigaud, atteint à Alexandrie de la peste dont il devait mourir, à Ferdinand de Lesseps, mais ne restez jamais plus de cinq minutes dans ma chambre.

Un peu plus tard on décida qu'elle se communiquait par le contact avec le malade, par ses vêtements, ses déjections. Après la chute de ces hypothèses on affirma qu'elle était importée en Europe par les lettres, les porteurs de bacilles, les chemins de fer, les bateaux. Enfin délaissant ces suppositions démontrées insoutenables, on arriva de chute en chute à une hypothèse qui reflète d'une façon parfaite la lamentable déchéance de la science médicale et de ses maîtres, à la contagion par le rat, d'abord, puis, comme le rat n'avait pas aux yeux des éminents bactériologues de contacts suffisants avec l'homme, on descendit en fin de compte jusqu'à la puce du rat, les punaises et les moustiques.

Il est intéressant de savoir comment les bactériologues furent conduits a incriminer ce rongeur. Je vais donc indiquer les grandes lignes de cette comique découverte.

Déjà dans les épidémies du moyen âge et durant la dernière manifestation de 1720 on avait observé que des chiens, des vaches, des chevaux mouraient aussi, et sans penser que les famines et la misère générale, se répercutant sur les bêtes sous forme entre autres d'une insuffisance notoire de nourriture pour une somme de travail semblable à celle des années de richesses, déterminaient chez elles les mêmes effets que sur les hommes, des savants avaient imaginé que le mal provenait du sol,

Dans les pays d'Extrême-Orient qu'observèrent MM. Simond et Yersin, dont il faut pour la postérité conserver précieusement les noms, on n'observa que des décès normaux dans ces catégories de bêtes, pour la raison que la terre y produit presque toujours, en herbages, des quantités suffisantes à leurs multiples besoins. Mais comme en toute saison les rats pullulent, et qu'en toute saison on en peut trouver des cadavres, nos deux bactériologues reprenant des idées anciennes, conclurent que ces rats étaient morts de la peste et mirent sur le compte de ces animaux l'apparition et l'expansion de cette maladie. C'est par cette conception naïve que fut une fois encore sauvé le dogme de la contagion. Et en effet, on expliqua par l'exode des rats des navires venus d'Asie ou des endroits contaminés l'apparition de la peste en Europe, à Oporto, à Naples, aux Baléares, etc., etc., puis on affirma énergiquement et partout que les rats et leurs puces étaient les seules causes de la peste. Ainsi nous nous trouvons une fois de plus en présence de l'antithèse fatale que l'on trouve dans toutes les théories pastoriennes. Ici c'est l'homme qui, incapable de passer la peste à l'homme vivant en son contact, la reçoit du rat et la communique à l'homme par l'intermédiaire du rat, des puces, des punaises, ainsi le rat est obligatoire pour la peste ; je tiens, pour faire apparaître la valeur de l'hypothèse et le parti pris de ceux qui la conçurent, à signaler aux lecteurs les raisons sur lesquelles ils s'appuyèrent.

Dans le *Bulletin Médical*, n° 85 de l'année 1899, M. Calmette écrit : « On avait déjà remarqué que les épidémies sont toujours précédées d'une grande mortalité chez les rats et les souris, Yersin a observé le même fait à Hong Kong et ailleurs. »

« Dans l'Inde, en 1897, Simond a déterminé d'une façon *très précise*, l'un des principaux modes de transmission de la maladie de l'animal à l'homme. *Il a constaté* que lorsqu'un rat pestiféré succombe, les puces qui vivaient sur lui, l'abandonnent pour aller sur d'autres rats ou sur des hommes... *Il est donc incontestable* que les insectes : puces, punaises, moustiques, peuvent transporter et innoculer le microbe spécifique de cette maladie. »

Ainsi, du fait que Simond assistant, chose bizarre, à la mort des rats pesteux, a pu s'assurer, on se demande comment, que les puces les abandonnaient pour aller sur des hommes plutôt que sur des animaux, tous les bactériologues ont conclu de ces histoires extravagantes que, seuls, les rats et leurs puces donnent la peste. Cette conclusion nous semble d'autant plus étrange que Yersin, un autre bactériologue, se trouve dans l'obligation d'avouer que, malgré la promesse de dix centimes par rat mort qui lui serait apporté, les indigènes ne purent lui en apporter aucun.

Durant l'épidémie de peste qui sévissait à Constantinople en 1900, le *Levant Herald*, relativement à cette mortalité des rats et des souris qui précèdent, d'après la bactériologie, l'apparition de l'épidémie chez les hommes, fait observer que ni au quartier juif, ni au Cazar, ni nulle part, dans aucun quartier de la ville, on ne put constater jamais la moindre mortalité parmi les rats et les souris.

A Smyrne, en octobre 1901, un nommé Juda Hadejo ayant été soupçonné de peste, bien à tort, on le reconnut plus tard, les bactériologues déclarèrent aussitôt qu'une épizootie mortelle sévissait sur les rats, ces savants restèrent seuls d'ailleurs à s'en apercevoir. Or, malgré cette terrible épizootie, le bilan de l'épidémie humaine fut, dans une ville comme Smyrne, de trois cas non pas de peste, mais simplement suspects de peste. Des faits semblables furent également observés à Souakim, à Alexandrie, à Port Saïd, en un mot un peu partout.

Mais je ne voudrais pas conserver pour moi tout seul cette savoureuse mésaventure arrivée au chef du laboratoire de bactériologie de la ville de Buenos-Ayres, qui montrera ce que vaut exactement cette hypothèse du rat propagateur du mal et ce que vaut cette autre hypothèse du microbe auteur de la peste.

Ce spécialiste, nous dit le *San-Francisco Chronicle*, signalait depuis quelque temps, des cas de peste dans la capitale de la République Argentine et attribuait invariablement leur filiation à l'introduction par le port, de rats étrangers porteurs du bacille spécifique de Yersin.

Or, quelle ne fut pas la joie du savant, lorsqu'un beau matin, le service des immondices lui fit parvenir six énormes rats qu'on venait de trouver morts à l'aube, sur l'une des principales places de la cité.

Aussitôt, les cadavres des rongeurs furent soumis aux expérimentations d'usage et le résultat fut positif : la présence du bacille fut constatée dans les viscères et le sang des malheureux rongeurs.

On procéda ensuite aux bouillons de culture et les expériences faites sur des lapins et des cobayes furent concluantes. Ces bêtes auxquelles on injecta le virus morbide, ne tardèrent pas à succomber à un mal qui présentait exactement tous les symptômes de la peste.

La preuve était donc patente et bientôt, tous les journaux de la ville entonnaient l'éloge du savant, en même temps qu'ils préconisaient l'extermination radicale des rats, pour prévenir l'explosion de l'épidémie redoutée.

Or jugez de la stupéfaction générale, lorsque vingt-quatre heures après un journal publiait l'attestation suivante signée par un vieux médecin de la ville.

« J'atteste humblement avoir eu recours à mon épicier ordinaire, le sieur Gonsaly, pour me procurer vivants, dans le laps d'un mois, six rats bien portants, que j'ai nourris et soignés jusqu'au jour où je les ai empoisonnés avec de la mort aux rats, qui m'a été fournie par mon pharmacien Philippe Ramon.

« C'est par mon domestique Pablo Gutiery, que les corps de ces rongeurs ont été portés, vers trois heures du matin, sur la place où ils ont été trouvés à l'aube.

« Je confesse à ma honte que je ne m'étais pas douté un seul instant que mes rats fussent atteints de la peste, vu leur aspect florissant.

« Je me félicite par contre, de ce que ma mauvaise plaisanterie dictée par l'envie, a eu pour résultat de fournir à mon confrère du laboratoire, l'occasion de confirmer une découverte scientifique précieuse, ce qui permettra de prendre à temps toutes les mesures propres à préserver mon pays des ravages du plus terrible des fléaux. Dès ce jour, j'abjure toutes les vieilles doctrines et me place au premier rang des microbiens convaincus.

« Docteur Perez. »

En présence de tous ces faits d'observation, je vais placer les conclusions de Calmette relative au rôle joué par les rats dans les manifestations de la peste.

« Il est donc établi scientifiquement et de la façon la plus claire, que les rats sont bien les causes de la propagation de la peste. »

Ainsi, la tare de la doctrine pasteurienne apparaît en plein relief, c'est l'hypothèse, le parti pris et l'inconscience élevés à la hauteur d'une doctrine scientifique.

Chose bizarre, tout le monde accepte sans murmurer cette fantastique doctrine, les pouvoirs publics y souscrivent et toute la prophylaxie de la peste tient dans ce cri grotesque : *Mort aux rats, mort aux puces, mort aux punaises.* Personne ne s'avise de penser que cette enfantine hypothèse ne résout aucune question ; ni celle des étiologies, qui reste intacte, puisqu'il s'agit de démontrer maintenant comment les rats prennent la peste ; ni celle de la prophylaxie, puisqu'il est humainement impossible de détruire la race des rats, des puces et des punaises.

J'entends bien que l'on va me dire, pour répondre à la première question, que les rats contractent le mal par le microbe, mais alors d'où vient le microbe ? C'est une entité, répond on, c'est une cause première ; alors il est éternel, et cette réponse, tant au point de vue physique qu'au point de vue philosophique, établit aux yeux de tous ceux qui pensent, la lamentable faiblesse de la science bactériologique. Nous allons d'ailleurs, dans le chapitre suivant, faire la critique de cette hypothèse du microbe, auteur de la maladie.

DE L'HYPOTHÈSE DU MICROBE AU POINT DE VUE DE LA PESTE.

Etant donnée cette croyance erronée en la contagion de la peste, résultant de l'ignorance en laquelle on se trouvait des causes réelles de la maladie, de sa nature, que l'on imaginait spécifique, il était nécessaire, dans une époque de matérialisme à outrance, où l'on ne pouvait plus se contenter des explications trop idéalistes encore des miasmes ou bien de l'air, de rechercher une cause matérielle de cette contagion supposée, une expression visible de la spécificité prétendue.

On ne manque pas de s'appuyer dans ces recherches, sur les expériences et les conclusions de l'immortel chimiste Pasteur, égaré dans la médecine, qui prit pour des agents de maladie, des débris de cellules détruites par la maladie, c'est-à dire les granulations moléculaires des protoplasmas mis en liberté par le fait de cette destruction dans les foyers d'inflammation.

Dans l'infinie variété des aspects microscopiques que l'œil de l'homme examine à travers les distances infinies de l'infiniment petit, les mirages et les illusions règnent en absolues maîtresses, et pour les transformer en réalités tangibles, pour leur donner avec un corps matériel des propriétés spéciales, il suffit de l'imagination débordante d'un savant arriviste à la mode et la crédulité sans fond des foules avides d'un merveilleux quelconque, scientifique ou religieux: tels furent les auteurs réels du microbe de la peste.

Et vraiment, quand on examine sans parti-pris les faits sur lesquels se trouve appuyée cette hypothèse du microbe, on est effrayé de l'inconscience, ou du cynisme, ou de l'aveuglement de ceux là qui la propagèrent, et de la naïveté des foules médicales qui l'acceptèrent comme légitime.

C'est Yersin et Kitasato qui, les premiers, découvrirent l'élément microscopique, cause suivant eux de la peste, et dans cette découverte immédiatement apparaît l'antithèse fatale, la tare obligée de toute thèse bactériologique.

Ce microbe spécifique en effet, n'est pas unique, il se présente au contraire sous une double forme et chacune de ses formes possède des propriétés différentes de celles de l'autre.

Kitasato, dans le *Twentieth Century*, signale que son microbe n'est pas le même que celui de Yersin.

Le savant professeur Netter confirme les conclusions du bactériologiste japonais, dans cette phrase relative à sa découverte : « Il y a entre les deux bacilles, des oppositions marquées », et d'autres microbiens japonais, les docteurs Aoyama, Yamagina et Ogata professent la même opinion.

Nous nous trouvons donc en présence de deux éléments spécifiques, de deux entités morbides par conséquent possédant des formes différentes, des propriétés différentes, et manifestant ces différences essentielles en donnant l'une et l'autre naissance à une seule et même maladie, à la peste, entité morbide elle aussi.

Il est bien entendu que pour dissimuler au vulgaire cette antinomie trop flagrante, cette atteinte capitale au dogme de la spécificité, on réunit sous la même dénomination les deux bacilles. C'est ainsi qu'on les dénomme : le bacille Yersin-Kitasato ou plus simplement en France, le bacille de Yersin tout court.

Quoi qu'il en soit, il résulte des axiomes scientifiques actuellement en vigueur que dans tous les cas de peste, on doit nécessairement rencontrer l'un ou l'autre de ces bacilles pour le moins, et peut-être l'un et l'autre.

Or, l'observation des faits démontre qu'il n'en est rien, et qu'en un grand nombre de cas pesteux, l'examen le plus minutieux ne peut déceler dans le sang le moindre bacille spécifique.

Kitasato, il est vrai, logique avec sa croyance, affirme sans hésitation que la recherche de son microbe est toujours et dans tous les cas positive. Mais ces affirmations sont contredites par Wilm qui, à Hong-Kong, en 1896, ne trouva l'un ou l'autre de ces microbes pesteux que quatre-vingt fois sur cent.

Yersin, plus discret, considère leur présence comme n'appartenant qu'aux cas mortels et à une date rapprochée de la mort, il ajoute même cette phrase très intéressante : « D'une façon générale, on peut dire qu'on trouve le bacille dans le sang dans un tiers des cas. »

Quant aux Allemands, ils affirment l'avoir rencontré chez quarante trois sujets, sur cent vingt-quatre, les Autrichiens chez cinquante-cinq sur cent vingt-deux et les Italiens chez six individus sur seize .

Ainsi, les bactériologues reconnaissent que, dans de très nombreux cas, le microbe n'est pas dans le sang. On pourrait logiquement épiloguer sur cette étrange particularité, qui confirme ce que nous disions au début de ce chapitre, relativement à la nature du microbe, simple débris de nos cellules, puisqu'on ne les trouve qu'en les lésions où l'inflammation a détruit les éléments constitutifs des organes, en les ganglions par exemple dans les formes buboniques, en les lésions de la rate, du foie, des poumons, observées dans les formes septico-pyohemiques et pneumoniques de la peste.

Nous nous contenterons de dire que, même dans ces lésions, on ne le trouve jamais sous cet aspect unique, qui lui serait au moins nécessaire comme garant de sa spécificité. On ne le trouve pas, pour cette bonne raison qu'il n'est qu'une des phases de l'évolution de ces granulations moléculaires dont je parlais tout à l'heure, ou pour parler le langage bactériologique, d'un de ces éléments microscopiques banaux, hôtes habituels de notre organisme et que l'on nomme saprophytes.

Dans le but d'établir, aux yeux de ceux qui veulent bien examiner les phénomènes sans parti-pris de doctrine, la légitimité de ma manière de voir, je vais soumettre à leur appréciation le résumé d'un rapport adressé au conseil quarantenaire d'Alexandrie par le docteur Henri Bitter, directeur du laboratoire bactériologique, relativement à un cas de peste officiellement enregistré dans le *Bulletin Sanitaire* du 22 juin 1900, résumé qui met en parfait relief la précarité de l'affirmation bactériologique et l'exactitude de la mienne. Dans ce rapport, le docteur Bitter expose en ces termes, le résultat de ses recherches sur le liquide retiré des ganglions d'un individu atteint d'une maladie qu'il supposait être la peste.

« Le liquide retiré du ganglion, du bubon du malade par ponction fut étalé sur de l'agar-agar par le docteur Creswell à Suez, et la culture envoyée au Caire pour examen.

« A l'examen microscopique, j'ai trouvé dans ce liquide,

à côté de différentes autres espèces de bacilles, une espèce qui ressemblait parfaitement au bacille de la peste, j'ai alors injecté quelques gouttes de l'agar liquéfié dans la cavité péritonéale d'un cobaye, ce cobaye est mort après vingt heures.

« A l'autopsie, l'abdomen fut trouvé rempli d'un liquide trouble.

« Il y avait les signes d'une péritonite aiguë, et la rate était gonflée et noirâtre. Aussi bien dans le liquide que dans la rate, le microscope décela la présence en quantité énorme et apparemment en culture pure, d'un bacille qui, dans des préparations coloriées, ressemblait extrêmement au bacille de la peste. En outre, il était immobile. A cause de ce résultat et vu l'historique clinique du malade en question, je n'eus pas de doute que le cobaye ne fût mort de la peste.

« Par conséquent, le cas fut annoncé comme cas de peste. »

« Mais en examinant aujourd'hui les cultures faites du liquide péritonéal et de la rate, j'ai trouvé qu'elles avaient nettement l'apparence des colonies de bacilles appartenant au groupe du *bacilus coli communis.* »

« A l'examen microscopique, ces colonies consistaient en bacilles qui montraient à la coloration, des caractères bien connus du bacille de la peste, mais en état vivant ils étaient alors assez mobiles. Il ne peut pas subsister de doute que les bacilles trouvés dans les colonies et ceux trouvés dans le liquide péritonéal et dans la rate, ne soient les mêmes. »

« Je ne saurais pas expliquer exactement pour le moment pourquoi ces bacilles étaient immobiles dans le liquide péritonéal. Cependant, c'est là un fait bien connu que les micro-organismes se comportent différemment dans les différents milieux de culture. »

Ainsi donc, c'est le milieu de culture qui donne au bacille sa forme et ses propriétés. Le fait est parfaitement exact et ce n'est certes pas le grand maître de la bactériologie française, le docteur Roux, qui pourra s'inscrire en faux contre cette intéressante conclusion, puisque lui-même parvint, encore qu'il le cache soigneusement, dans l'intérêt du dogme dont il est aujourd'hui le glorieux représentant, à faire passer par des artifices de culture, le même *bacilius coli communis* à l'état de bacille d'Ebarth et à lui donner d'autres formes de bacilles. Ce fait se trouve relaté à la page 733, tome I, du *Traité de Médecine* de Charcot et Bouchard.

Bitter, dans son observation, nous démontre la transformation, sous l'influence de la culture, du même *bacilius coli communis* en bacille de la peste, et appuyés sur ces prémisses, nous pouvons logiquement affirmer que les staphylocoques, les streptocoques, les diplocoques que l'on trouve toujours, quoi qu'en disent les bactériologues, associés à ce qu'ils appellent le bacille spécifique, ne sont autre chose que les aspects intermédiaires de ce saprophyte entre sa forme ordinaire et la forme Yersin et Kitasato, qu'il possède en les lésions pesteuses.

Il résulte, en tous cas, de l'observation de Bitter, que le bactériologue seul fabrique dans son laboratoire, en même temps que ses cultures, le terrible bacille pesteux ; c'est lui-même qui crée son illusion, qui illusionne les autres, et tous les faits d'observation, même le cas précédent, proclament hautement cette vérité.

Voici d'ailleurs des exemples :

Le 11 mai 1900, le *Bulletin officiel* de l'administration des services sanitaires enregistrait un cas de peste survenu chez un Européen, cas de peste reconnu tel, après examen bactériologique.

Cet « Européen » était une demoiselle Padovani, fille du sous-chef des pilote de la Compagnie du canal de Suez ; la malade fut immédiatement isolée et la plupart des locataires des appartements et maisons voisines, pris de frayeur, quittèrent précipitamment leur maison et leur quartier.

Or on dut, quelques jours après, revenir sur le diagnostic bactériologique, à la suite des protestations indignées du docteur Couvidou, médecin de la famille, qui démontra que sa malade n'était atteinte que d'un anthrax au cou. Cet anthrax, bien entendu, avait occasionné l'inflammation des ganglions et dans ceux-ci les savants des laboratoires, tout comme le docteur Bitter, avaient trouvé l'élément spécifique. Le docteur Cozzonis pacha, président de l'administration sanitaire de l'Empire ottoman, signale dans un rapport, le cas d'un juif de Smyrne qui, déclaré pesteux après examen bactériologique, n'avait autre chose qu'un phlegmon.

Dans la peste d'Oporto, la *Coimbra Medica*, dans ses numéros d'octobre et de septembre 1899, rapporte des cas d'érysipèle, d'anthrax, de chancres durs ou mous, de typhoïde et d'autres affections donnant naissance à des adénites ou des bubons, qui furent considérés par les bactériologues comme des cas pesteux, parce qu'ils y avaient découvert dans les glandes enflammées, les éléments microscopiques de la peste.

L'incertitude d'ailleurs, est à ce point générale parmi les bactériologues, relativement à la forme et à la valeur de ce bacille que, dans toutes les épidémies, les cas déclarés suspects, sont en nombre presque aussi grand que les cas réputés réels.

Cependant, il semblerait que, si le bacille existait avec ces caractères de netteté obligatoires pour un agent spécifique, aucun doute ne pourrait subsister.

On le trouve en effet ou on ne le trouve pas, donc on a ou on n'a pas la peste.

Cette rubrique : Cas suspects, indique déjà de façon parfaite le peu de cas que font les microbiens eux mêmes de l'hypothèse qu'ils ont créée.

Mais il y a mieux, un grand nombre de cas morbides étant examinés par deux maîtres bactériologues, donne souvent naissance à deux opinions absolument opposées.

C'est ainsi que le docteur Ruffer, président du conseil quarantenaire d'Egypte et le docteur Valassopoulo, délégué de Grèce, après examen bactériologique des malades observés à Alexandrie et à Port-Saïd, conclurent le premier à des cas de peste et l'autre à la négative.

Cette hypothèse conduit donc à un chaos tel, que toutes les formes morbides se trouvent confondues, et que l'on aboutit, dans cette confusion de toutes les données cliniques, à des conclusions véritablement insensées.

C'est ainsi qu'à Ismaila, on isola comme pesteux un agent

des gardes-côtes, après avoir, bien entendu, découvert chez lui le fâcheux microbe ; le surlendemain, on s'aperçut, l'éruption s'étant faite, que le pesteux était un variolique.

Sur un bateau faisant le service de la Méditerranée, le steward Rauhut, atteint de fièvre typhoïde, fut isolé comme atteint de peste.

Il me faudrait des volumes, si je voulais publier tous les faits établissant l'inextricable confusion apportée dans la pathologie par cette lamentable théorie microbienne.

Je me contenterai, pour terminer, d'exposer à mes lecteurs le récit d'une plaisante mésaventure survenue à un maître bactériologue, récit qui fera pendant à cette succulente histoire de rats, morts en réalité empoisonnés au moyen de mort aux rats et proclamés par les bactériologues morts de la peste, histoire que je relate dans le précédent chapitre.

C'était le savant docteur N... de l'Institut Pasteur, que le sultan avait engagé, sur la recommandation de l'ambassade de France, pour diriger l'Institut bactériologique impérial de Constantinople.

Féru de bacilles et surtout de bacilles pesteux, il avait depuis son arrivée, fait passer sous les verres de son microscope, toutes les affections exanthématiques saisonnières et y avait fatalement rencontré l'objet de ses préoccupations. En conséquence il avait diagnostiqué « peste » ce qui n'était considéré de toute éternité que comme maladies banales. Ainsi le savant avait fait renaître la peste sur les bords du Bosphore, et tous les jours, il envoyait, à ce sujet, force rapports à Yildy-Kiosk, agrémentés de photographies de la terrible petite bête.

On sait que l'ancien sultan était affligé principalement de deux terreurs : la terreur des complots et la terreur des maladies, des épidémies notamment.

Voulant donc en avoir le cœur net, le sultan, sur la recommandation de son médecin particulier, eut recours à un subterfuge machiavélique pour s'édifier sur la valeur du pestalogue. Il lui fit examiner au microscope, du sang pris à un solide soldat albanais de sa garde, qui se portait comme un charme et qui n'avait pas le moindre bubon sur le corps.

Aussitôt, le docteur N. trouva le bacille spécifique de la peste dans le sang de l'Albanais qui lui avait été naturellement représenté comme un buboneux souffrant d'une forte fièvre.

Inutile d'ajouter que cet éminent bactériologue, à la suite de ce mauvais tour que lui joua le Padischah, s'empressa de donner sa démission, il ne pouvait faire autrement, et de regagner Paris.

On voit par ces exemples, ce que vaut exactement cette hypothèse du microbe et l'importance que possède sa découverte dans les organes des rats, des puces, des punaises, des mouches, des marmottes et des autres animaux, et on comprend, en présence de ce parti-pris extravagant des bactériologues, la justesse de ces paroles de Tholozan, inscrites en tête de cet ouvrage.

« Faute de connaissance suffisante de l'histoire des fléaux qu'elles étaient appelées à réglementer, les conférences sanitaires ont eu sur leur origine et par suite, sur les moyens de les maîtriser, des idées quelquefois bien éloignées de la vérité. »

C'est en effet sur cette hypothèse fausse du microbe, que se trouve basée toute la prophylaxie de la peste, c'est en raison de cette hypothèse, que l'on frappe d'interdit des villes, que l'on arrête le commerce, que l'on commet dans les navires, pour les désinfections imposées, des dégâts coûteux, enfin c'est en ces gestes inutiles que l'on dépense des centaines de millions et que l'on réduit à la misère des quantités d'ouvriers, de familles, de ménages. Voici en effet ce que je trouve dans le *Progrès du Caire*, du 3 juillet 1900 :

« On mande de Smyrne, à la date du 25 juin :

« Les quarantaines ont réduit à la misère les ouvriers qui travaillaient dans le port. »

D'autre part, le *Levant Herald* de Constantinople, du 30 juillet, publie ce qui suit :

« L'isolement dont notre ville est l'objet, a provoqué un arrêt complet dans les affaires et la misère, parmi la classe ouvrière, prend de jour en jour des proportions inquiétantes. La plupart des grandes boutiques, des établissements de banque, des maisons de commerce, ne restent ouverts que quelques heures seulement dans la matinée. C'est à brève échéance, la ruine complète avec toutes ses conséquences. Par une cruelle ironie du sort, ce qui contribue à exaspérer et à affamer notre population, fait la joie et les délices de médecins et d'apothicaires, dont la mission est de nous guérir de maux que nous n'avons pas et de procéder à la désinfection de lieux non contaminés. »

Telle est l'œuvre. Elle ruine et ne guérit pas. Nous allons voir dans le chapitre suivant, relatif aux effets réels du sérum antipesteux, qu'elle engendre et propage la peste.

LE SÉRUM ANTIPESTEUX

C'est Haffkine qui le premier, en 1896, découvrit le vaccin antipesteux ; c'est lui qui, appuyé par toute l'école bactériologique, obtint du gouvernement les moyens nécessaires à sa préparation, fonda des laboratoires, organisa des expéditions sanitaires vaccinales, les conduisit, les dirigea en leur indiquant les régions où leur action devait principalement se faire sentir.

Ce sérum, comme toutes les préparations de ce genre, est fait en prenant dans les foyers pesteux des organes atteints, dans les ganglions ou autres régions enflammées, les éléments qui s'y rencontrent : par exemple, ces microbes considérés par les bactériologues comme les agents de la peste, et en atténuant ensuite leur virulence par certains procédés de culture. Ce sont ces éléments qui composent la partie active du sérum, et qui sont introduits dans l'organisme pour le préserver des atteintes du microbe virulent venu cette fois de l'extérieur.

Il est de toute évidence, pour ceux qui étudient la valeur d'une méthode avec les yeux de la raison et non avec ceux de la foi, que cet infiniment petit, tiré d'un foyer infectieux joue, vis-à-vis de l'organisme dans lequel on l'introduit, le rôle d'un ferment infectieux.

On me dira, je l'entends bien, que ce ferment étant atténué, ne déterminera qu'un état infectieux léger autant que passager, ayant pour conséquence l'immunité définitive.

Cette affirmation, justement, constitue la plus extravagante hypothèse que puisse créer une imagination féconde. Elle était permise au chimiste Pasteur, ignorant tout de notre science ; elle est criminelle au premier chef chez des thérapeutes et des médecins qui, doivent, sur la vie de la cellule, sur la physiologie de la cellule humaine, avoir des données pour tout le moins sérieuses.

Or, ces données, dans ce qu'elles ont de plus simple, nous indiquent que l'impressionnabilité des êtres, aux divers agents qui les touchent et les pénètrent, étant différente pour chaque être, il doit arriver forcément que, ce qui est atténué pour l'un, peut ne pas l'être pour l'autre.

Ces données nous révèlent aussi, que le ferment jeté dans le terrain humain, en contact avec la cellule, pénètre la cellule ; que celle-ci ne le dévore pas ainsi que se l'imagine l'école microbienne, mais qu'elle le conserve, mais qu'elle le transporte, celle qui du moins possède comme les leucocytes des propriétés migratrices, jusqu'en les plasmas au sein desquels vivent les organes, empoisonnant ainsi ces milieux, les orientant vers les manifestations infectieuses.

Qu'ils viennent en ce moment, pour l'être ainsi traité, des causes d'affaiblissement banales, fatigue, surmenage, ou des variations brusques de température, qui occasionnent dans les conditions physiologiques normales des indispositions sans gravité, alors, le ferment enfermé dans l'intimité du terrain se réveille, reprend sa virulence, et se révèle suivant son mode essentiel, suivant le mode infectieux.

Dans les pays tropicaux où, en raison même de la chaleur torride, les fermentations qui se passent en l'intimité du sol sont extraordinairement puissantes, celles qui se produisent en le terrain humain se révèlent pour les mêmes raisons, sous la forme de manifestations infectieuses particulièrement effrayantes. C'est donc un acte criminel au premier chef d'ensemencer, dans ces conditions, l'organisme de ferments infectieux, et il faut être dément pour soutenir qu'un terrain ainsi copieusement infecté puisse, dans n'importe quelle mesure, être rebelle à l'infection.

La première partie de mes postulats, celle qui indique l'action des virus atténués antipesteux ou autres sur les différents sujets inoculés, se trouve démontrée, ainsi que nous allons le voir, par toute la série des accidents observés après les inoculations des sérums quels qu'ils soient, accidents présentant toute la gamme de la gravité, allant même jusqu'à la mort.

Chose bizarre, et qui indique l'état de déchéance dans lequel la bactériologie a plongé ses adeptes, on explique tous les accidents et on innocente le sérum en affirmant que ce n'est pas lui qui détermine les accidents, mais certaines matières albuminoïdes qu'il renferme.

Si quelqu'un venait nous dire : « Ce n'est pas, ainsi que vous le croyez, le vin qui saoûle, mais l'alcool qu'il contient; conséquemment on ne peut accuser le vin de déterminer l'ivresse », on crierait sus à l'imbécile. Chez les pasteuriens, cette manière de raisonner s'appelle tout bonnement du génie et mène à l'immortalité.

ACCIDENTS OCCASIONNÉS PAR LE SÉRUM ANTIPESTEUX, DÉMONTRANT L'ACTION NÉFASTE DES SÉRUMS.

Je rappellerai tout d'abord les accidents mortels survenus dans le village de Nulkowal, où dix-neuf personnes vaccinées avec du vaccin antipesteux, succombèrent toutes des suites de l'inoculation.

Il faut lire pour bien se rendre compte de l'inconscience des bactériologues, les raisons extravagantes qu'ils donnèrent pour expliquer ce douloureux résultat.

Malgré leur dire cependant, la Commission allemande qui étudia la peste dans l'Inde en 1897, revint avec un rapport nettement défavorable aux inoculations de sérums.

L'Académie des sciences de Vienne, après une discussion très approfondie, le repoussa.

Le 3 février, le docteur Chevreau, de Tamatave, écrivait au *Journal de médecine interne :*

« Le docteur Thiroux est arrivé à la fin de l'épidémie avec le sérum Yersin.

« Pour l'honneur de la science française, il est impossible de continuer à recommander ce sérum. Vous savez l'échec honteux qu'il a subi à Bombay comme moyen curatif, il en a été de même ici. Tout ce qu'on peut en dire, c'est qu'il n'empêche pas certains pestiférés de guérir.

« J'ai appliqué moi-même et j'ai vu appliquer ce traitement. Ses effets utiles sont tout à fait nuls, *mais peut-être n'est-il pas d'une innocuité complète.* A ce dernier point de vue, j'hésite à être affirmatif, n'ayant qu'un nombre insuffisant d'observations.

« Au point de vue préventif, j'ai inoculé moi-même une dizaine d'individus.

« Sauf les enfants, tous ont été pris huit ou dix jours après l'inoculation de douleurs articulaires vives, d'urticaires, de purpura, d'érythèmes polymorphes.

« Je suis convaincu que c'est l'injection préventive de sérums antipesteux qui a fait avorter ma femme à trois mois, car une autre dame nourrice, injectée par moi a vu reparaître ses règles en même temps qu'elle éprouvait des douleurs rhumatoïdes et présentait du purpura.

Ces exemples sont suffisants, pour démontrer de façon complète que le virus pesteux atténué, de même que les autres virus, qui forment la partie active des sérums, n'est pas atténué pour tout le monde, et qu'il donne naissance à toute la gamme des accidents pouvant aller jusqu'à la mort.

J'en déduis donc que le sérum antipesteux non seulement ne peut empêcher la peste, ne préserve pas de la peste, mais au contraire qu'il la fait naître dans le terrain où on l'injecte.

La simple logique unie au plus vulgaire bon sens, proclame cette vérité et l'élève au rang d'axiome.

Si dans un vin généreux, en effet, on met des éléments acétiques même atténués, j'imagine qu'on ne peut attendre autre chose qu'une fermentation acétique. Si dans le terrain humain, on met des ferments infectieux tirés d'un foyer pesteux, on ne peut s'attendre logiquement qu'à des manifestations infectieuses parmi lesquelles on aura grande chance de trouver des formes pesteuses.

Les faits qui se sont produits à Vienne et qui furent exposés par le docteur Ghon, directeur du laboratoire de bactériologie de l'Institut pathologique de l'hôpital François-Joseph, ne laissent absolument aucun doute à cet égard. Ils en laissent d'autant moins que responsable des accidents mortels qu'il détermina, il en exposa la genèse avec toutes les raisons capables d'atténuer sa lourde responsabilité.

Voici ses propres déclarations, recueillies au cours d'une interview par le correspondant spécial du *Matin* :

« Quand je suis revenu des Indes, j'ai rapporté une certaine quantité de bacilles de la peste bubonique, afin de continuer mes travaux sur la maladie.

« On mit à l'Institut un local à ma disposition, et on l'installa avec toutes garanties possibles au point de vue sanitaire.

« J'ai commencé au mois de mai dernier mes recherches ; depuis cette époque je me suis livré *aux plus dangereuses expériences*, et jusqu'à l'accident arrivé à Barich, rien d'anormal ne s'est produit. »

Barich est le garçon de laboratoire qui fut le premier atteint de la peste. Cette affection se déclara quand toutes les recherches étaient terminées, c'est-à-dire quand le sérum était au point. Je ne crois pas être loin de la vérité en supposant que les expériences très dangereuses dont parle le docteur Ghon, sans les spécifier, consistaient à continuer dans son laboratoire les essais qu'il avait fait sur une très large échelle aux Indes, c'est à-dire à inoculer son sérum auquel il attribuait des vertus préventives, sans conséquences fâcheuses possibles, à son malheureux employé. Celui-ci en mourut et j'ajoute qu'il est logiquement et scientifiquement impossible d'expliquer cette mort autrement que par l'inoculation qu'il reçut. Je fais remarquer ici que les rats auxquels on avait injecté le liquide n'avaient pas réagi, étaient restés en bonne santé, et ceci démontre que l'on ne peut, dans les expériences, conclure de l'animal à l'homme.

Cette observation, à mon avis, présente une importance capitale, car, elle établit de façon indiscutable, la nocivité du sérum. Durant la période épidémique, en effet, les intéressés peuvent affirmer que les individus décédés après leur inoculation, avaient contracté par contagion la peste qui les emporta et soutenir, car on peut soutenir toute chose, que le mal était en puissance quand l'injection leur fut donnée. Ici, ces raisons suffisantes pour des microbiens, ne peuvent pas être invoquées, et le caractère meurtrier du sérum apparaît dans toute sa netteté.

Le cas du docteur Pestaña est presque aussi suggestif.

C'était durant la peste d'Oporto, ce maître microbien, directeur de l'Institut bactériologique de Lisbonne, voulant se prémunir contre les atteintes du mal et surtout donner l'exemple, s'inocula le sérum qu'on employait journellement pour immuniser soi-disant les habitants de Porto. Les effets de ce traitement ne tardèrent pas à se faire sentir. Quelques heures après, en effet, le malheureux professeur, victime de son ignorante confiance, présentait les symptômes de la peste dont il ne se releva pas.

Il est de toute évidence que dans cette épidémie, de même que celle des Indes, beaucoup de personnes, confiantes en la parole des maîtres et qui reçurent le sérum préventif furent atteintes de la même façon. mais comme elles se trouvaient en plein foyer épidémique, on mit sur le compte de la contagion ce qui n'était que la conséquence du traitement institué.

Ainsi, et ces exemples le démontrent surabondamment, le sérum dit antipesteux, non seulement ne préserve pas de la peste, mais fatalement et logiquement il détermine la peste.

Il nous est permis maintenant de comprendre les causes de cette expansion formidable de la peste dans toute l'Asie.

LA PESTE EN ASIE.

De tout temps, l'Asie fut le pays de la peste, et ce fait est tout naturel, puisqu'en cette partie du monde les peuples vécurent toujours en un état de malpropreté véritable, puisque les plus sommaires règles de l'hygiène y furent longtemps inconnues, que la famine règne souvent et que les conditions de vie sont en un mot semblables à celles qui existaient en Europe durant la période barbare et durant tout le moyen âge.

Cependant, on était en droit de penser que, grâce à l'influence des Européens, apportant dans le genre de vie des peuples conquis de favorables changements, faisant pénétrer dans les masses, en même temps que certaines notions d'hygiène, un certain bien-être, on était en droit de penser, dis-je, que la peste, ainsi qu'on l'avait observé chez nous, dessinerait sous cette influence un sensible mouvement de recul.

De fait, c'est ce qui parut se passer, car durant le dernier quart du XIXe siècle, et jusqu'en 1896, les manifestations pesteuses en Asie avaient, au dire de certains observateurs, diminué.

Ce n'était plus sous forme de pandémie qu'elles apparaissaient, mais sous forme d'épidémies moins fréquentes et localisées de plus en plus.

Comment donc reparurent-elles en 1896, ou du moins comment purent-elles prendre depuis cette époque, une expansion à ce point formidable que jamais auparavant on n'en avait vu de semblables.

La guerre vint-elle, à ce moment, jeter dans les Indes plus de misère et de détresse ? L'état social laissa-t-il plus à désirer ? Des périodes de famine se succédèrent-elles plus nombreuses, l'état de malpropreté des villes, des maisons, des habitants s'exagéra t il ? Les causes en un mot qui déterminèrent l'apparition du fléau en occasionnant la déchéance vitale des êtres présentèrent elles un caractère plus aigu, plus profond ? On peut, sans crainte répondre non. Les conditions climatériques subirent-elles des modifications jusqu'à ce moment inconnues ? Non encore ! Alors comment expliquer cette exagération formidable du fléau, son expansion inouïe ?

A mon avis, l'explication seule logique, indiscutable et scientifique se trouve en l'empoisonnement à jet continu des terrains humains par les virus pasteuriens et jennériens.

En 1896, en effet, date de la réapparition du mal aux Indes, Souveyon et Haffkin pratiquaient et faisaient pratiquer partout depuis trois ans déjà, des vaccinations préventives anticholériques.

Celles-ci, venaient s'ajouter aux vaccinations antivarioliques, aux inoculations de pus de vaches qu'en toutes les villes et les campagnes, les médecins faisaient de façon intensive depuis plusieurs années aussi.

Or, à ces diverses inoculations de virus, vinrent s'ajouter en 1896, les inoculations de sérum dit antipesteux. Pour se rendre un compte exact du zèle que déployèrent les inoculateurs, il me suffira de dire que dans cette année seulement six millions de doses vaccinales furent expédiées aux Indes, et toutes elles furent employées. Ce fait se trouve relaté dans le numéro de la *Presse Médicale* du mercredi 29 mai 1907. Malgré ces inoculations, la peste détermina durant cette épidémie de 1896-1897, d'après les statistiques fournies par le gouvernement des Indes britanniques, 28.737 décès.

Il est facile de comprendre qu'en présence de cette mortalité, les vaccinations antipesteuses se continuèrent sans répit. Or, le nombre des décès dans la période épidémique qui suivit, 1897-1898, au lieu de diminuer, ce qui aurait dû se produire si les propriétés des sérums avaient été bienfaisantes ainsi qu'on nous le disait, fut environ trois fois plus fort. Les statistiques officielles signalèrent en effet 71.820 morts. J'ajoute maintenant que le mal augmenta proportionnellement à l'exagération des pratiques pasteuriennes, car en 1901, le relevé hebdomadaire des décès dans la résidence de Bombay, pendant le mois de mai seulement, atteignit 2.000 ; en octobre de la même année les morts dépassèrent 31.000, ce qui fit pour l'année entière un total de 150.000 décès et pour toute l'Inde empoisonnée par les millions d'inoculations de Haffkin et de Jenner, on releva le total effrayant de 560.000 décès.

En 1902, le fléau fut plus meurtrier encore. Le *Janus* du 15 avril signalait dans les statistiques du Punjab, plus de 500 décès par jour.

Et le mémorial diplomatique reproduisant une statistique de Bombay, signalait pour les districts de Bombay, du Punjab et d'un autre district voisin comme bilan des deux dernières semaines du mois de mai, un total de 20.000 morts.

En 1903, alors que l'inoculation des virus se faisait sans trêve et sans répit depuis sept ans déjà, les morts, dans une seule semaine d'épidémie, se montèrent dans le seul district de Bombay, au chiffre de 7.268 pour une semaine seulement.

Depuis cette époque, les pasteuriens poursuivant leur chimère qu'ils imaginent bienfaisante malgré les preuves contraires manifestées de toute manière, ont poussé jusqu'aux extrêmes limites leurs meurtrières pratiques ; ils les ont poussées à tel point que pas un indigène de l'Inde ne peut aujourd'hui voyager sans être porteur d'une carte indiquant qu'il a subi l'injection dite antipesteuse, et la peste augmente toujours.

J'ai pu voir une de ces cartes, qui serviront de pièce à conviction, aux juges de l'avenir pour stigmatiser comme ils le méritent les meurtriers de toute une race.

Il est intéressant de faire remarquer ici que l'immense majorité, pour ne pas dire tous les cas de peste et tous les décès, s'observent dans l'immense classe des ouvriers indigènes des ports et des grandes villes, qui vivent mal et se contentent de peu. Les ressources du travailleur hindou étant minimes, puisqu'il gagne dans les villes à peine de quoi vivre, sont encore plus restreintes dans les campagnes, où le salaire ne dépasse pas 0 fr. 40 cent. par jour ; de plus les Hindous de cette classe vivent dans un état d'encombrement effrayant dans des maisons sordides et dans des rues sales et étroites où la chaleur pour ainsi dire retenue, emmagasinée, occasionne dans les matières organiques de toutes sortes qu'on y dépose, des fermentations puissantes.

C'est dans cette population affaiblie déjà par toutes ces causes, par la misère et la détresse, c'est dans ces terrains humains déchus, que les pasteuriens jettent en plus leurs germes de mort. On comprend facilement dès lors, la cause réelle de l'expansion formidable de la peste dans l'Inde et les effrayantes hécatombes humaines que ces pratiques déterminent.

Il est bien entendu que celles-ci ne restent pas cantonnées aux Indes et que partout, dans toute l'Asie, les médecins européens les appliquent scrupuleusement.

L'Indo-Chine, l'Annam, le Tonkin, qui avant les découvertes d'Haffkin, de Pasteur et de Jenner, n'avaient jamais été atteints par ce fléau destructeur, encore que les relations avec les pays pesteux fussent fréquentes, aussi bien par terre que par mer, ce qui démontre déjà la valeur des hypothèses microbiennes relatives à la contagion, à la propagation du mal par les rats, les puces ou autrement, se trouvent, eux aussi, depuis l'invasion des virus attaqués violemment à leur tour. Et voyez comme l'indication est précieuse autant que précaire, la peste ne s'y manifesta que timidement d'abord et elle ne s'y affirma, ne s'y étendit que quand les vaccins et les sérums antivarioliques, antipesteux, anticholériques, dont on les inondait eux aussi, eurent donné aux terrains humains un état infectieux général suffisant pour qu'elle y puisse éclore.

L'article d'Ortholan dans les *Annales d'Hygiène et de Médecine coloniales* de décembre 1908, page 633, est très intéressant, parce qu'il fait nettement apparaître la manière suivant laquelle la peste prit possession de son nouveau domaine.

« Dans la première période, dit-il, les cas furent peu nombreux, les foyers se sont rapidement éteints. Dans la deuxième période, au contraire, commençant en 1906, la diffusion fut de beaucoup plus rapide, c'est dans les ports et leur voisinage immédiat, que la maladie sévit ». Nous verrons tout à l'heure ce que signifie ce fait.

Ainsi, dans la première période, la maladie se manifesta par quelques cas sporadiques qui éclatent peu nombreux ici et là. Ils sévissent sur les plus pauvres, les plus misérables, les plus affaiblis, et ils disparaissent spontanément comme ils sont venus. Nous voyons donc une fois de plus que la contagion n'existe pas, et que ce n'est pas la contagion qui détermine l'épidémie.

En Chine, on observe les mêmes particularités qu'aux Indes. La peste y sévit de tout temps pour les mêmes raisons que j'ai signalées plus haut.

Le rapport du docteur sir Williams Robinson au ministre des Colonies est très intéressant à cet égard.

« La peste, dit-il, peut être considérée comme une maladie qui s'alimente dans un milieu d'immondices et de pourriture, elle sévit principalement dans les quartiers chinois pauvres, car les Chinois, rarement nettoient leurs maisons ; des monceaux d'immondices et de décombres que les brigades sanitaires ont enlevés ont permis de se rendre compte du degré de manque d'air respirable de leurs maisons, dont la plupart sont étroites et obscures. »

Joignons à cela une alimentation des plus mauvaises et l'on comprendra que ce que j'ai dit au sujet de la peste des Indes s'applique aussi à la peste de Chine.

En effet, en Chine comme aux Indes, malgré les affirmations des bactériologues qui, pour les besoins de leur cause, arrangent à leur façon les différents caractères que présentent les épidémies, il est impossible de saisir la moindre continuité dans l'apparition des cas. La maladie subitement se manifeste au Nord et simultanément au Sud, puis dans l'espace intermédiaire, elle naît dans un point quelconque, laissant indemnes d'autres points plus rapprochés du premier, c'est ce que constatent toujours les observateurs indépendants.

Ainsi, la reprise des hostilités de la peste en Chine ne commença pas, ainsi que le soutiennent les bactériologues, par l'organe du professeur P.-H. Hauser de Madrid, en sa *Médecine Moderne* de janvier 1900, dans la province du Yunnam, pour s'étendre l'année suivante dans la province de Kouang-Si puis à Mong-Tsé, à Long-Tcheou, pour atteindre Pakoi en 1893, et Canton en 1894, puis Hong-Kong.

Cet itinéraire tracé dans le seul but de légitimer la théorie de la contagion, est aussi faux que l'hypothèse qu'il prétend confirmer ; il est même d'une naïveté pitoyable, comme toute affirmation bactériologique, car étant donné les communications constantes qui existent entre ces différents points, c'est porter à la théorie microbienne, aux propriétés du microbe, un coup fatal, que d'admettre cette longue durée de trois ans, durant laquelle le microbe chemine avec une lenteur qui certes, ne répond guère aux propriétés qu'on lui prête.

Tout au contraire, on observa en 1891, des cas de peste un peu partout. Cas sporadiques qui disparurent spontanément, mais qui réveillèrent des craintes, entraînèrent de tous côtés des mesures préventives, c'est-à-dire des inoculations.

Celles-ci, bien entendu, furent surtout intensives dans les grandes villes : Canton, Hong Kong, dans les ports où la population ouvrière est particulièrement dense et où se trouvent installés les instituts bactériologiques desservis par un nombre respectable de médecins européens, dont l'action s'exerce sur la ville et les campagnes environnantes.

C'est à ce moment que se manifestèrent des causes banales pour le pays, dans l'espèce, comme nous l'indique le docteur Robinson en son rapport au ministre des Colonies, une saison chaude exceptionnelle, alors la peste apparut ; et les inoculations qui s'exagérèrent de ce fait, l'entretinrent, la rendirent plus meurtrière et plus grave.

Tel est le cercle vicieux créé par la bactériologie, qui aboutit fatalement, par l'état infectieux suraigu des terrains humains empoisonnés de plus en plus chaque année, aux désastres de Kharbine et de Mandchourie.

En résumé, la généralisation dans toute l'Asie des méthodes pastoriennes aboutit à la formation d'un foyer épidémique immense, permanent, occupant entièrement toute cette partie du monde.

Il n'existe plus comme autrefois des régions où la peste n'apparaisse pas. La bactériologie par son geste d'empoisonnement les a toutes égalisées, et les périodes épidémiques qui, au début, sous l'influence européenne, paraissaient s'éloigner les unes des autres, se succèdent plus rapidement, présentant dès l'apparition des méthodes pastoriennes et jennériennes, en raison même de l'état de virulence des terrains humains, un caractère pernicieux de plus en plus intense.

Telle fut l'œuvre de la science des laboratoires.

Chose étrange, et qui met en un extraordinaire relief l'ironie qui préside aux choses de ce monde, où les contrastes sont la loi, où les rires se mêlent aux larmes et le tragique au grotesque, les savants responsables de ces désastres sont acclamés par les foules comme s'ils étaient leur sauveur, et dans l'épouvantement général déterminé par la mort qui fauche, au milieu des gémissements désespérés des épouses et des mères, des plaintes des orphelins, on perçoit dans ce pays encore, dominant le râle de l'Inde agonisante sous les vaccins de Jenner et les virus de Pasteur, le grotesque cri de guerre des savants bactériologues : Mort aux rats et mort aux puces !

LE RÉVEIL DE LA PESTE EN EUROPE

Depuis les épidémies de Malte en 1813, des Baléares en 1818, épidémies déjà bénignes et qui ne s'étaient pas étendues, la peste avait disparu de l'Europe civilisée.

Elle reparut quatre-vingts ans après au Portugal, dans un

port de 160.000 habitants et dans des conditions qui démontrent de suite l'illégitimité des affirmations microbiennes à ce sujet.

Et en effet, malgré les recherches les plus minutieuses, malgré les interprétations les plus hasardées, il fut impossible de conserver l'hypothèse de l'importation du bacille par un bateau venu des pays contaminés.

Comme, d'autre part, les relations de ce port avec les ports des Indes et de la Chine étaient pour ainsi dire nulles, comparées à celle de Hambourg, de Marseille, du Havre, de Londres et de Liverpool, qui cependant ne présentaient à ce moment aucune manifestation pesteuse, on fut bien obligé de rechercher autre part que dans les hypothèses microbiennes les causes réelles du mal.

On en revint donc aux anciennes indications et l'on découvrit que la peste était apparue dans une saison très chaude, et que ses maxima correspondaient aux maxima de pluie. C'est d'ailleurs ce qu'avait observé le docteur Robinson en Chine, ainsi que je l'ai précédemment signalé.

Les différents caractères présentés par l'épidémie, montrèrent une fois de plus que la contagion n'existe pas. C'est ainsi que, malgré l'exode formidable de la population, aucune autre ville, ni rapprochée ni lointaine, ne fut atteinte.

D'autre part, dans cette population de 160.000 habitants, la maladie ne se montra en réalité que dans les quartiers malsains et ne s'adressa qu'à la population misérable.

Il y eut en tout 305 atteintes et 110 décès. En 1903, on signala quelques cas pesteux à Marseille. On en avait observé quelques uns également à Naples. Barcelone avait cru voir la peste chez elle, et Vienne, en 1898, avait enregistré de ce fait quatre ou cinq cas tout au plus dont deux décès.

D'autre part et dans les mêmes temps, en 1900, en Algérie et en Egypte, la peste se trouvait à nouveau signalée après une trêve de quarante ans environ, et, particularités intéressantes dans ces pays, autrefois foyers intenses de peste et maintenant florissant d'hygiène, de bien-être et de civilisation, ces cas restèrent isolés.

Je dis plus, c'est que si la morbidité fut minime, la mortalité y fut proportionnellement très faible, surtout si on la compare à celle d'Asie, à celle des Indes et de Chine.

Malgré ces manifestations timides, il reste néanmoins ce fait brutal que la peste a reparu chez nous, alors que les conditions de vie sont telles qu'elles ne comportent pas cette forme grave. Nous devons donc rechercher les causes de cette réapparition, expliquer son caractère obligatoire de bénignité et tirer de ces caractères les conclusions qu'ils comportent.

Je dis de suite que ces questions sont particulièrement faciles à résoudre dès que l'on sort de l'imbroglio pasteurien, et pour ma démonstration je partirai de cet axiome que, si les mêmes causes produisent les mêmes effets, les mêmes causes atténuées produisent des effets atténués.

Ceci posé, il devient très facile de comprendre qu'en Europe, où les conditions sociales sont infiniment supérieures à celles de l'Asie, puisque le bien-être est partout répandu, où l'hygiène est observée jusqu'en les coins perdus des campagnes, où le climat est bien plus doux, il est facile de comprendre, dis-je, que les manifestations infectieuses ne peuvent trouver les bases nécessaires pour pouvoir se généraliser.

Elles ne les trouvent pas, parce que, placés dans des conditions favorables, les terrains humains opposent aux forces du mal, aux forces d'affaiblissement, d'infection, des réactions suffisantes.

Il me faut ajouter d'ailleurs que l'organisme d'un citoyen européen n'est pas encore traité de la même façon que celui d'un Indou ou d'un malheureux Chinois.

On se contente de l'inonder de pus de vache décoré du nom de vaccin, mais on ne lui impose pas encore le sérum anticholérique ni le sérum antipesteux.

Il en résulte que son terrain moins infecté que celui de l'Asiatique, ne manifeste son atteinte sous les formes graves de la peste que chez certains individus particulièrement impressionnables, vivant dans des conditions misérables, et affaiblis d'autre part, par des habitudes d'alcoolisme ou par des tares ancestrales.

Ces manifestations pesteuses survenant dans des pays où tout s'oppose à leur naissance, constituent pourtant une sérieuse indication. Elles doivent être considérées comme des signes prémonitoires, comme l'avant-garde, si je puis m'exprimer ainsi, de manifestations similaires qui se produiront fatalement, dans un avenir plus ou moins prochain ou plus ou moins lointain, quand les inoculations de pus provenant d'ulcères de vaches, reproduites de père en fils, renouvelées chaque année chez les enfants au moins une fois jusqu'à l'âge de vingt-et-un ans, et plusieurs fois, chaque année, durant la période militaire, auront donné au terrain humain, le degré d'infection adéquate à cette forme infectieuse dénommée la peste.

En attendant et depuis l'invention de Jenner, aggravée quant à ses effets par celle de Pasteur, nous assistons au développement graduel des diverses formes morbides, aboutissant à un véritable réveil de tous les fléaux des vieux âges.

C'est ainsi que, depuis la généralisation de la vaccine, des formes infectieuses inconnues jusque-là ont apparu, se sont répandues en Europe, et se sont installées à demeure, dans les pays où les conditions de vie, où l'hygiène, où le bien être n'étaient pas suffisants pour les protéger contre les atteintes du mal, je veux parler du choléra.

C'est ainsi que des formes infectieuses, telles la diphtérie, qui n'apparaissaient jadis qu'en mode épidémique, lorsque certaines anomalies saisonnières se réalisaient, ou qui n'apparaissaient qu'à de très rares intervalles, sont maintenant formes courantes et pour ainsi dire quotidiennes.

C'est ainsi que la grippe, type des maladies infectieuses, puisqu'elle en prend ou en peut prendre toutes les formes, qui, elle aussi, n'apparaissait jadis qu'à de longs intervalles et en mode épidémique, s'est installée, de manière définitive, dans toute l'Europe, quatre-vingt-dix ans environ après l'invention de Jenner, c'est-à-dire à ce moment où tous les terrains humains inoculés intensivement avaient atteint le degré d'infection nécessaire, suffisant et adéquat ; car la grippe, en réalité, n'est essentiellement constituée que par un fond infectieux de valeur déterminée du terrain, qui donne maintenant aux formes morbides jadis banales une allure infectieuse. La renaissance de la peste en Europe peut donc facilement s'expliquer.

Comme je le disais plus haut, elle naît chez les individus dont le terrain affaibli, prédisposé, particulièrement impressionnable, donne au virus inoculé un caractère particulier de virulence. Elle est en d'autres termes la résultante de l'action du virus et des réactions d'un terrain en état déjà de déchéance vitale.

D'autre part, elle ne peut se propager dans les parties de l'Europe où les terrains humains, placés en des conditions favorables donnent des réactions dont les résultats ne s'expriment encore que par des formes relativement inférieures ou moyennes.

Il ne peut donc pas y avoir dans ce moment d'épidémie de peste en Europe ou du moins dans cette partie de l'Europe civilisée à laquelle je fais allusion.

Aussi l'on ne saurait comprendre le mot d'épidémie donné par les bactériologues aux douze cas de Naples, aux vingt cas de Marseille, aux quatre-vingts cas relevés en Egypte en 1900, etc., si ce mot n'entretenait dans l'esprit des foules naïves la croyance en les dogmes bactériologiques, en la science de l'immortel Pasteur, en les propriétés des microbes et des sérums, en l'efficacité des désinfections, des quarantaines, des fumigations, etc., croyances qu'il est important pour la gloire des maîtres de conserver.

Quoi qu'il en soit, si la peste ne peut apparaître en ce moment, elle apparaîtra sûrement et fatalement dans un avenir prochain, pour peu que l'on continue les pratiques jennériennes et pasteuriennes intensives.

Elle commencera par établir sa demeure dans les pays d'Europe où le choléra est définitivement installé déjà, car le choléra et la peste sont les formes supérieures voisines de la série infectieuse.

Puis elle apparaîtra en mode discret d'abord, dans les régions les moins riches parmi l'Europe, celles qui se trouvent préservées maintenant, et par logique conséquence, au fur et à mesure que s'augmentera le nombre des terrains suffisamment infectés, s'augmenteront aussi les régions occupées par la maladie.

Il en résulte que si rien ne vient gêner l'œuvre criminelle des inoculateurs jenneriens et pasteuriens, ceux-ci finiront par transformer l'Europe comme ils ont transformé l'Asie en un immense foyer infectieux où se retrouveront toutes les formes les plus graves de la série infectieuse : variole, choléra, typhus, peste tuberculeuse.

Ils auront replacé l'Europe dans une situation semblable à celle où elle se trouvait pendant les époques barbares et les époques de misère, et cela, parce qu'ils auront remplacé la barbarie sociale par la barbarie médicale, et la misère occasionnée par les conditions lamentable de la vie de ces époques par la misère physiologique occasionnée par l'empoisonnement des terrains qu'ils étaient chargés de préserver.

CONCLUSION

Nous pouvons maintenant, appuyés sur les faits qui précèdent, conclure :

1° Que la peste n'est qu'une forme de la misère humaine ;

2° Qu'elle est engendrée uniquement par les conditions sociales mauvaises déterminées dans des conditions de vie de même valeur, par le manque absolu d'hygiène, par les privations qui déterminent un état de déchéance profonde du terrain. Cette déchéance s'exprime par un état infectieux de ce terrain, qui se manifeste sous forme adéquate à son degré d'infection, dans l'espèce, sous une forme dénommée la peste ;

3° Qu'en conséquence il n'existe pas plus de microbe de la peste qu'il n'existe d'autre microbe pathogène ;

4° Que ces microbes, pris par les bactériologues pour des agents spécifiques, ne sont pas autre chose que des granulations moléculaires des protoplasmas des cellules détruites par l'inflammation dans les foyers pesteux, et présentant une forme adéquate à ce milieu, ce qui est démontré par ce fait que l'on ne trouve le microbe ni dans le sang ni dans les bubons, qui ne sont qu'à la période primitive d'inflammation ;

En conséquence : 5° Que la peste n'est pas contagieuse, ce qui est démontré, d'ailleurs, par l'observation de toutes les épidémies ;

6° Que les quarantaines, les cordons sanitaires, les désinfections et toutes les mesures édictées par la bactériologie, n'ont d'autre effet que de ruiner les peuples obligés de les subir ;

7° Que les inoculations antipesteuses ne peuvent avoir d'autre effet que de propager la peste, et que les autres inoculations, en infectant le terrain, l'orientent vers les manifestations infectieuses et prédisposent à la peste.

Qu'il est nécessaire et suffisant pour empêcher toute manifestation pesteuse d'imposer à tous des règles d'hygiène, de répandre le bien-être, de mesurer le travail de l'homme pour éviter le surmenage et d'assurer aux peuples, par tous les moyens possibles, les bienfaits inappréciables de la paix.

FIN

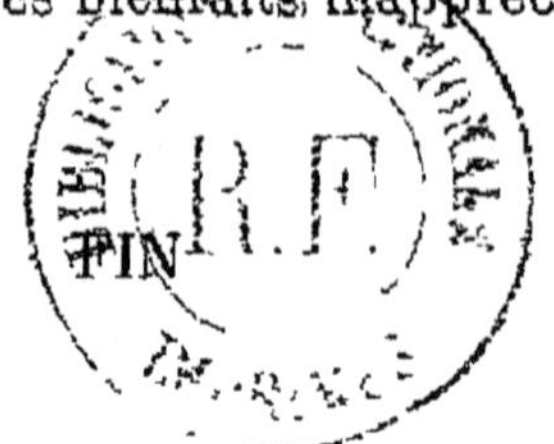

Ivone des VARENNES ✿. I.

MESAVENTURE DE GRIFFETTE

Avec une préface de Arsène HOUSSAYE

Illustrations de F. CHEVALLIER. Prix : 2 francs.

Monographie du chat, écrite pour les jeunes filles. Griffette est une chatte élégante, fade, coquette, qui n'aime qu'elle. Tous les partis honorables qui s'offrent à elle sont impitoyablement écartés. Mais elle cède à un ignorant godelureau qui se disait noble. La société féline la chasse du quartier. Par une conduite presque exemplaire, Griffette rachète son passé et est, ensuite, réadmise solennellement.

Ce petit roman, qui soulève un coin de la vie mystérieuse des chats, est très moral.

Marguerite des VARENNES ✿

Les Oiseaux

Avec une preface de SAINT-SIMON

Illustrations de GIACOMELLI. Prix : 2 francs.

Manuel élémentaire d'histoire naturelle : *Rapaces* et *Passereaux*, monographie de 73 espèces d'oiseaux utiles à l'agriculture. 115 ilustrations, dont plusieurs hors-texte. Tous les amis de la nature doivent posséder ce joli livre luxueusement imprimé, le plus moderne traité en ce genre approprié à tous les âges.

AIMONS LES BÊTES

Avec une preface du Dr RUHL

Président de la D. P. A. de Verviers (Belgique)

Petite plaquette avec 40 illustrations de Magne de la Croix, contenant 40 petits contes zoophiles pour les enfants. Prix : 50 centimes.

IMPRIMERIE DE CHOISY-LE-ROI

www.ingramcontent.com/pod-product-compliance
Ingram Content Group UK Ltd.
Pitfield, Milton Keynes, MK11 3LW, UK
UKHW012258240726
13966UKWH00004B/1462

9 782013 544672